AF299389

MÉMOIRE

SUR LES
EAUX MINÉRALES,

DOUCHES ET BAINS MINÉRAUX
ARTIFICIELS,

ET

SUR LES BAINS ET DOUCHES
DE VAPEURS.

SE TROUVE,

A PARIS, chez Gabon et C.ie, libraire, place de l'Ecole de médecine.

A LYON, { chez l'Auteur.
{ chez Durand et Perrin, imprim-libraires, hôtel de Malte, rue du Plat, n.º 15.

LYON. IMPRIM. DE DURAND ET PERRIN,
SUCC. DE BALLANCHE ET DE CUTTY,

MÉMOIRE

SUR LES
EAUX MINÉRALES,

DOUCHES ET BAINS MINÉRAUX
ARTIFICIELS,

ET
SUR LES BAINS ET DOUCHES
DE VAPEURS,

PAR A.-E. LAVILLE DE LAPLAIGNE,

DOCTEUR EN MÉDECINE, BREVETÉ D'INVENTION ET DE PERFECTIONNEMENT
POUR LA CONFECTION DE SES APPAREILS.

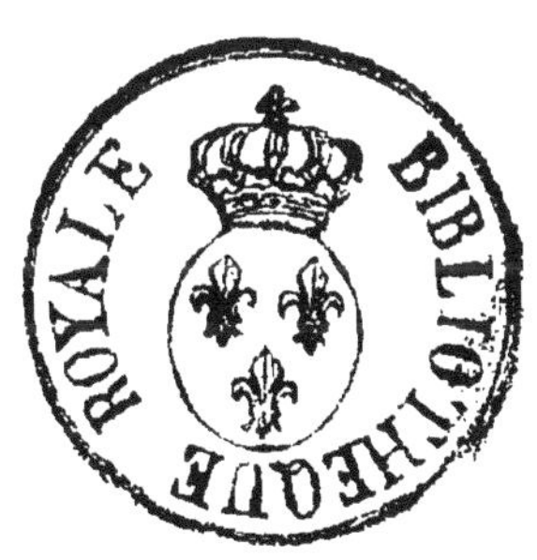
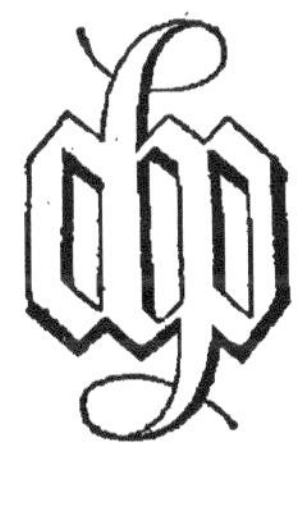

L'ÉTABLISSEMENT DU D.ʳ LAVILLE

EST A LYON,

Place Louis-le-Grand , hôtel de Malte.

L'entrée principale est rue du Plat, N.º 15.

M DCCC XXIV.

MÉMOIRE

SUR
LES EAUX MINÉRALES,

DOUCHES ET BAINS MINÉRAUX,

ET SUR
LES BAINS ET DOUCHES
DE VAPEURS.

INTRODUCTION.

PERFECTIONNER les moyens déjà connus de soulager les maux dont les malheureux humains sont sans cesse affligés, trouver des médications nouvelles d'un emploi sûr et facile, en faire d'heureuses applications, tel est le but honorable que doivent se proposer tous les hommes attachés à l'art le plus noble et le plus difficile de tous : l'art de guérir.

Aussi voit-on les médecins, tour-à-tour rivaux et heureux émules, épuiser toutes les ressources de la nature pour guérir les maux créés avec elle. Le botaniste la dépare des fleurs qui l'embellissent, en extrait des sucs précieux; le minéralogiste fouille dans son sein, en arrache des sels médicamenteux; le chimiste se joint à eux pour fixer leurs idées sur les principes et les propriétés de ces divers remèdes. Ils sont satisfaits les uns et les autres, d'enrichir de leurs découvertes le vaste domaine de la thérapeutique.

Parmi les moyens curatifs que l'industrie des modernes à su retirer de ces substances, en apparence inertes, que la nature a répandues d'une main prodigue sur la surface du globe, les eaux minérales doivent sans doute tenir un rang distingué. Cette ressource était en effet trop précieuse pour qu'elle pût échapper à ces amis de l'humanité souffrante; aussi se sont-ils empressés, les uns de faire connaître leurs analyses, les autres de décrire leurs propriétés. Les médecins de tous les âges et de tous les lieux les ont célébrées avec enthousiasme, même dans les cas où les secours ordinaires de la médecine semblaient non-seulement bornés, mais encore insuffisans. Hippocrate, Galien, Paul d'Ægine, exaltent leurs propriétés, et le naturaliste romain, Pline, les élevant au rang des plus belles productions de la nature, leur a consacré un chapitre de son grand ouvrage.

Tous les peuples de l'antiquité ont reconnu

plus ou moins les avantages des eaux minérales ; les Romains surtout y ont attaché toute l'importance qu'elles semblaient mériter. Ils leurs prodiguaient les honneurs et le respect dus aux objets du culte et de la vénération publique, et leur donnaient les noms de *merveilleuses* et *sacrées*. Des monumens spacieux dont nous trouvons encore les débris, précieux restes de la magnificence de ce grand peuple et de son goût pour les arts, étaient élevés sur les lieux des sources, en protégeaient le cours, assuraient à ceux qui les fréquentaient toutes les commodités nécessaires. Un grand nombre de sources de l'Italie, de la France, de l'Espagne et de la Belgique, leur étaient déjà connues.

Leurs empereurs, et même ceux du moyen âge, en faisaient leur résidence habituelle. Charlemagne surtout chérissait leur séjour ; il habita long-temps Aix-la-Chapelle, prit soin de restaurer et d'embellir cette ville et ses sources. La construction des bains d'Aix-au-Mont-Blanc remonte jusqu'au temps des Romains ; ils furent réparés par l'empereur Gratien.

Malgré la célébrité des eaux minérales et l'idée d'importance que les anciens y attachaient, ils n'ont pu nous transmettre que des idées imparfaites sur leurs véritables propriétés et leur composition intime. Privés des connaissances chimiques, fruit heureux des travaux des modernes, ils étaient loin d'apprécier toutes les parties constituantes de ces eaux ; ils les distinguaient cependant en sulfureuses, alumineuses, salines, etc., d'après les principes qui semblaient dominer dans chacune d'elles. C'était déjà sans doute beaucoup que de reconnaître les propriétés médicamenteuses des eaux minérales, et d'apprécier d'une manière générale leur action sur l'économie animale ; la chimie médicale se proposa un problème bien plus difficile à résoudre : elle voulut, à travers mille obstacles, s'ouvrir un chemin sûr à la vérité, et connaître, à l'aide de ses expériences, les divers modes d'exister de ces corps composés. Elle vint à bout de décomposer partiellement chacun de leurs élémens et de s'assurer de l'action mutuelle de chacun d'eux. C'est ainsi qu'elle est parvenue à fournir à la thérapeutique une source nouvelle et intarissable de moyens, dont le médecin observateur peut apprécier les heureux effets dans un grand nombre de maladies , contre lesquelles ils ne sont jamais dirigés sans succès; ce que l'expérience démontre tous les jours.

Un grand nombre de substances constitutives des eaux minérales avaient été analysées par les anciens chimistes; mais ces substances, dont la composition était simple et les élémens faciles à saisir, ne se dérobaient pas à leurs expériences imparfaites; quelques sels neutres, et particulièrement ceux de la classe des sulfates, etc., étaient tour-à-tour décomposés et recomposés; à l'analyse déjà on faisait succéder la synthèse, seconde opération qui, suivant l'expression du célèbre Chaptal, peut être appelée le complément ou la preuve exacte de la précision de la première.

Plus tard, des chimistes, non moins zélés mais plus expérimentés que leurs prédécesseurs, profitant des découvertes acquises par leurs travaux et partant d'un point de départ déjà très avancé, firent faire un pas immense à la science chimique; Frédéric Hoffman, Sthal, Monet, Bergman, etc., avaient applani le chemin, tracé la route à suivre; Morvau, Bayeu, et surtout Lavoisier, Fourcroy et le célèbre professeur Vauquelin, de nos jours, la franchirent en un instant à l'aide de la précieuse découverte de la chimie pneumatique. Dès-lors les gaz furent recueillis, comparés, appréciés dans chaque opération analytique; des corps composés, tels que l'air, l'eau et le feu, que les anciens regardaient comme des élémens ou corps simples, furent décomposés; aucun obstacle ne put les arrêter dans leur marche rapide, tout fut bientôt analysé, calculé et réduit phylosophiquement à sa juste valeur.

Dans cet élan de connaissances chimiques, les eaux minérales fixèrent essentiellement l'attention de ces hommes habiles. On déroba à la nature ses secrets les plus intimes; rien, pour ainsi dire, n'échappa à l'heureuse avidité de tout connaître, de s'assurer de tout, et la médecine raisonnée posséda un genre de médication sure, qui jusqu'alors avait été purement empirique. On alla plus loin même : s'apercevant que l'effet salutaire des eaux minérales était dû à tel ou tel principe existant dans leur composition, on essaya d'augmenter ce principe *médicateur*, tandis qu'on tentait de leur enlever tel ou tel autre principe que l'expérience avait démontré être nuisible.

Dévoiler les opérations les plus secrètes de la nature, qu'elle avait su jusque-là dérober à nos connaissances imparfaites, s'emparer de toutes ses puissances, était sans doute une grande gloire pour la chimie : mais notre siècle lui pré-

parait une couronne bien plus brillante encore ;
elle la mérita par l'invention des eaux minérales
artificielles. Le docteur Duchanois eut la gloire
d'avoir, le premier, publié en France la brillante
idée de recomposer les eaux minérales ; mais , à
l'époque où il la fit connaître les moyens insuffisans de la chimie le forcèrent à en céder l'exécution à des successeurs plus heureux. L'invention des eaux minérales est une des découvertes
qui fait le plus d'honneur à la chimie, c'est
aussi une de celles qui montrent le plus ses ressources et son utilité.

La possibilité de faire des eaux minérales artificielles une fois reconnue, un grand nombre de
chimistes et physiciens s'empressèrent de créer
des appareils propres à leur fabrication : Paul de
Genève eut le premier l'honneur de la réussite ,
et l'on vit aussitôt des fabriques d'eaux minérales
s'élever à Paris , à Lyon, à Genève, etc. Ces établissemens, comme toutes les innovations ne man-
quèrent pas d'avoir des détracteurs, mais leurs
succès ont confondu la critique, et ces détracteurs
sont obligés de se taire, et s'il s'en rencontrait
encore aujourd'hui, ce ne serait que parmi ces
hommes, qui par ignorance et peut-être plus
encore par mauvaise foi, ne manquent jamais de

faire des objections absurdes, contre des institu-
tions salutaires qu'ils craindraient d'apprécier.
« Toutes les fabriques d'eaux minérales artificielles, dit le docteur Alibert, sont autant de
monumens qui attestent les progrès des connaissances chimiques ; c'est là que le chimiste,
réunissant toutes les forces des attractions élec-
tives, toutes les puissances pneumatiques, parvient à rassembler toutes les substances constitutives d'une eau minérale, et y fixe jusqu'aux
gaz, leurs élémens les plus fugitifs. »

Un seul de ces établissemens existait à Lyon.
Ses appareils étaient construits d'après ceux de
Paul, qui bien qu'ils fussent ingénieusement
conçus, étaient loin d'être en rapport avec l'état
actuel des connaissances chimiques, lorsque
des savans modernes pensèrent à l'emploi médical des vapeurs.

Cette idée fut saisie avec le même enthousiasme
que celle qui créa les appareils d'eaux minérales
artificielles ; des écrits nombreux parurent aussitôt sur l'utilité et les avantages de cette médication qui paraissait nouvelle ; et les appareils de
MM. Darcet et Putaut se répandirent en France
avec une promptitude extraordinaire. Il n'était
pas une ville qui ne possédât un ou plusieurs de

ces appareils fumigatoires , et Lyon en offrit un
grand nombre , parmi lesquels il en est un qui
mérite une attention particulière : c'est celui de
M. le docteur Rapou. Tout ce qui concerne les
différens modes fumigatoires y fut exécuté avec
un soin et une élégance qui mérite de grands
éloges; mais, quelque grands que soient les soins
et les précautions que le docteur Rapou ait apportés dans la confection de ses appareils, ils
n'ont pu atteindre qu'un seul but auquel ils sont
réduits, celui d'administrer, sous forme fumigatoire, l'eau ou l'air tantôt seuls, tantôt chargés
de quelques substances médicamenteuses. L'expérience à démontré aujourd'hui que les résultats
qu'on peut attendre de ces moyens, ne sont pas
ce qu'on en avait espéré de prime-abord, surtout
lorsqu'ils sont administrés seuls.

Il est un trop grand nombre de cas où les
eaux minérales, tant en boisson qu'en douches
et en bains, sont isolément nécessaires pour ne
pas sentir l'insuffisance d'un établissement qui
se borne à la seule administration des vapeurs;
c'est cette insuffisance dans la médication générale des eaux minérales dont les vapeurs ne
forment qu'un seul point, qui m'a inspiré la
pensée de réunir, dans un seul et même local,

l'ensemble de toutes ces médications, selon toutes les formes dont on peut en faire usage. J'ai suivi en cela les sages conseils des anciens médecins de cette ville, parmi lesquels il en est dont je m'honore d'avoir été l'élève; j'ai cédé aux encouragemens que me donnait la bienveillante amitié de mes collègues contemporains; et mon établissement, florissant aujourd'hui, doit sa prospérité à des médecins habiles qui savent apprécier son utilité. Si ces lignes eussent pu mériter leur attention, je me serais empressé de leur dédier ce mémoire, faible tribut de mon estime et de ma reconnaissance.

Il est souvent heureux d'arriver plus tard et de profiter des lumières et quelquefois des fautes de ceux qui nous ont précédés. Animé de cette pensée, aussi avide de sciences et aussi jaloux de me rendre utile à l'art de guérir que ceux qui m'avaient précédé dans celui de fabriquer les eaux minérales et d'administrer les vapeurs, je me suis livré à des recherches sans nombre sur leur fabrication, ainsi qu'à des expériences sur leur médication. Non moins zélé que mes devanciers, aidé comme je l'ai déjà dit de leurs découvertes premières, je suis parvenu (bien qu'il reste encore beaucoup à résoudre sur ce grand problème) à apporter de grandes per-fections et inventions à ces différens appareils.

Directeur depuis plusieurs années d'un éta-blissement que j'ai créé moi-même, j'ai été dans le cas d'observer avec soin, de me former des idées fixes sur la fabrication des eaux miné-rales, sur leur emploi tant interne qu'externe, de comparer leurs résultats médicinaux avec ceux produits par les vapeurs appliquées sous toutes les formes, au moyen d'appareils que j'ai perfec-tionnés de la manière la plus avantageuse.

Fixer invariablement l'attention des médecins et des malades sur ces deux médications nou-velles, les décrire suivant leurs propriétés chi-miques et physiques, leur faire occuper une place dans l'immense tableau de la matière mé-dicale, déterminer la manière de les employer, les divers temps où elles doivent l'être, faire connaitre ceux où leur administration est sinon sans succès, du moins trop tardive; indiquer les résultats qu'on peut en attendre, et rendre à chacune d'elles des hommages justement mé-rités : c'est le but que je me propose.

Tenter un pareil projet est sans doute une grande entreprise, dans un temps où la littéra-ture médicale est riche sur tous les sujets d'une foule de productions aussi bien écrites que bien pensées : aussi je sens combien la tâche que je me suis imposée est grande, surtout dans une ville où fleurissent tous les arts et toutes les industries nationales, dans une ville riche de la réputation médicale que lui ont acquise un grand nombre de médecins, dont les noms seront à jamais gravés dans les fastes de l'histoire de la médecine ; renommée par ses vastes hôpitaux aussi bien servis que bien administrés, qui lui fournissent une suite non interrompue de chirurgiens dont les talens appellent de toute part un concours de malades qui viennent recourir à leurs mains habiles, dont ils ne pourraient trouver les rivales que dans la capitale de tous les arts et de tous les talens.

Après ces réflexions, je me garderai bien de préjuger du succès de ce mémoire ; je me contenterai d'espérer que la témérité de mon projet me sera pardonnée en faveur de mes intentions et de l'impartialité avec laquelle il est écrit.

Je m'estimerais heureux si mes lecteurs pouvaient dire que j'ai fait quelque chose pour les progrès de la médecine, pour le soulagement de l'humanité, et que j'ai pu fixer un instant leur attention d'une manière satisfaisante.

CHAPITRE PREMIER.

Il me sera sans doute permis, en entrant en matière, de dire quelques mots sur un établissement que j'ai créé à grands frais et dans lequel j'ai puisé les observations qui font le sujet de ce mémoire. J'ai eu soin de le construire dans un local vaste et commode, dans un des plus beaux quartiers de la ville, à l'Hôtel-de-Malte, place Louis-le-Grand. Cet édifice est exposé au nord et au levant, aspects tous deux salutaires aux malades. J'y ai réuni les trois appareils qui composent l'ensemble de la médication par les eaux minérales. Le premier est propre à la fabrication des eaux minérales potables; le deuxième à l'administration des bains et douches d'eau, et le troisième à celle des douches et bains de vapeurs.

Plus fier des ressources de mon pays que l'auteur du Traité de la méthode fumigatoire, je me garderai bien de dire que la ville de Lyon est

impropre aux arts et aux sciences (1) : peut-être
à cet égard serais-je moins bon juge ou moins difficile que lui. Cependant j'y ai rencontré des
ouvriers très habiles mécaniciens ; il en est un
grand nombre que je pourrais citer d'une manière très flatteuse, s'il était en mon pouvoir de
donner un lustre de plus à leur réputation ; si
leurs ouvrages n'ont pas le luxe et le fini de
ceux des ouvriers de la capitale, ils l'emportent
du moins sur eux par la solidité. Je ne dirai
pas non plus, comme les anglomanes entrepre-
neurs de l'établissement des eaux minérales factices du Gros-Cailloux à Paris, que j'ai fait venir
de Londres des appareils bien supérieurs par
l'exactitude de leur confection et de leurs produits, à ceux que l'on peut fabriquer en France ;

(1) M. Sainte-Marie (Journal de Lyon, 10 janvier
1815) dit, en parlant des ouvrages du docteur Petit :
« Ils seront recherchés par les gens du monde dans
une ville qui n'est étrangère à aucun genre de savoir
et de mérite, qui se montra toujours sensible à la gloire
des grands hommes, et qui honore d'une manière
particulière ceux qui furent les bienfaiteurs de l'humanité. » Je me plais à reconnaître ici les pensées toujours saines du docteur Sainte-Marie ; en parlant ainsi,
il a su rendre au docteur Petit tout le mérite qui lui
était dû, sans déprécier celui de ses concitoyens.

je sais trop bien que cette partie de la chimie
physique est encore dans son enfance en Angleterre, pour concéder aux Anglais la moindre supé-
riorité en ce genre; et l'auraient-ils, que je la leur
concéderais peut-être encore moins : je suis loin
aussi de vouloir avancer, comme je l'ai lu dans
une circulaire sur les eaux minérales artificielles,
que l'on ne doit employer dans la confection de
leurs appareils aucuns des métaux d'usage habi-
tuel dans les arts, à cause de leur facilité à
s'oxider. Je pense qu'on sera obligé d'y avoir
recours, jusqu'à la découverte d'un métal non
oxidable, autre que le platine dont l'élévation du
prix est trop considérable pour qu'on puisse en
faire un emploi général dans les arts, ou jusqu'à ce qu'on ait découvert un alliage non oxidable, comme l'a proposé la société royale des
sciences et des arts, au nombre des prix qu'elle
doit décerner dans les années 1824 et 1825.
Le savant et respectable professeur Guillemet,
auteur de la circulaire dont je viens de parler,
n'ignore pas sans doute que cet alliage n'a pas
encore été trouvé.

§ I.er *Fabrication des eaux minérales factices potables.*

J'ai fait construire à cet effet un appareil nouveau d'une simplicité et d'une régularité étonnantes; au moyen de cet appareil, l'eau commune employée se trouve en peu de temps filtrée et dépouillée de toute matière hétérogène impure. Les gaz sont obtenus, lavés, épurés et comprimés avec la plus grande promptitude. Je puis, par un mécanisme nouveau doué d'une force compressive incalculable, saturer l'eau de gaz pour ainsi dire à *l'infini ;* je me sers de cette expression parce qu'il n'est plus question par ce mode d'opérer, de comprimer les gaz dans l'eau à cinq ou six fois le volume de cette dernière, comme on le faisait par les anciens procédés. Le mécanisme de ce nouvel appareil est tel, qu'il semble augmenter les affinités de l'oxide d'hydrogène pour les gaz *et vice versa,* et ce au point qu'il est au pouvoir de l'opérateur de mêler deux cents litres d'eau avec deux mille quatre cents litres de gaz acide carbonique, ce qui donne vingt-quatre fois le volume au lieu de six, comme on le fait avec les appareils aux-

quels Paul a laissé son nom, et dont les défectuosités exigeaient depuis long-temps de grandes
réformes. Il est facile, d'après ce que je viens
d'avancer, de se faire une idée de la force compressive employée, et de la régularité qui doit
exister dans une telle machine, pour que les
travailleurs ne soient exposés à aucun danger.

J'obtiens par les mêmes procédés mécaniques
d'aussi grands avantages pour les gaz hydrogène,
hydrogène carboné, sulfuré, etc. que pour le
gaz acide carbonique, eu égard cependant aux
divers degrés de compressibilité dont ils sont susceptibles, ainsi qu'à leur plus ou moins grande
affinité pour l'eau. C'est ainsi que, sans autre
secours que celui de la compression, je puis in-
tróduire douze cents litres de gaz oxigène dans
cent litres d'eau, ce qui fait douze fois le volume de cette dernière.

Je puis comprimer dans l'eau les gaz hydrogène, hydrogène sulfuré, carboné, à six et à sept
fois le volume de ce liquide ; tandis qu'avant
l'existence de mon appareil, on considérait l'eau
comme saturée par ces gaz, lorsqu'elle en contenait une fois et demie de son volume.

Il est sans doute facile de comprendre que
la possibilité de comprimer ainsi dans les eaux

minérales une grande quantité de gaz, doit être considérée comme un très grand avantage, car plus elles sont gazeuses, plus les sels qu'elles contiennent sont facilement tenus en dissolution; plus alors elles sont limpides, légères, et par conséquent plus faciles à digérer; il en est même que l'on ne peut fabriquer d'une manière exacte, si l'on est privé de la force compressive dont je viens de parler : telles sont les eaux de Seltz, de Sedlitz, de Spa, de Vichy, et principalement les eaux magnésiennes, dans lesquelles il n'est pas possible de tenir en dissolution complète les sels qui les composent, à moins qu'elles ne contiennent un excès de gaz acide carbonique. Je dirai même que plus l'eau minérale artificielle est gazeuse, plus elle est active, plus les effets curatifs qu'on en attend sont prompts. Il faut avoir soin, toutefois, de modérer cette quantité de gaz suivant leur espèce, le tempérament, l'âge et les forces des malades qui font usage des eaux, ainsi que suivant l'intensité de la maladie qu'on se propose de combattre.

Comprimer dans l'eau une grande quantité de gaz, y dissoudre tous les sels que la nature emploie pour la minéraliser, c'était sans doute un grand point; mais il fallait encore trouver le moyen de faire passer cette eau , surement et sans perte de gaz , du récipient où elle est fabriquée, dans les bouteilles au moyen desquelles elle doit être livrée au commerce des officines, et de là à la consommation.

J'ai d'abord employé à cet effet un robinet dont on se servait dans les anciens appareils , et bien que j'y ai apporté divers changemens, je n'ai jamais pu, malgré la célérité et l'adresse de l'ouvrier qui remplissait les bouteilles, obtenir qu'elles le fussent sans une plus ou moins grande perte de gaz, ce qui faisait que des bouteilles étaient très saturées, d'autres l'étaient moins, d'autres ne l'étaient presque pas, irrégularité de fabrication qui ne laissait pas que d'avoir un très grand inconvénient, tant pour les malades que pour la réputation de mon établissement, quoiqu'il eût cela de commun avec tous les autres.

Je suis parvenu, en joignant un nouveau récipient au récipient ordinaire de fabrication, qui est un tonneau dont la surface intérieure est garnie de platine, à former un appareil où sont réunis les moyens de la machine pneumatique aux efforts de la presse hydraulique. A cet appareil combiné est pratiquée une ouverture ovale, où l'opérateur place horizontalement la bouteille qui doit être remplie; et au moyen d'une détente lâchée à propos, elle se trouve en un instant remplie et bouchée sans perte d'eau ni de gaz, et sans même que l'opérateur puisse craindre d'être blessé par les éclats du verre, dans le cas où la bouteille viendrait à se casser, ce qui peut arriver quelquefois.

J'ai pu avec cet appareil, non-seulement fabriquer des eaux minérales excellentes, mais encore faire sur leurs propriétés physiques et chimiques, des expériences exactes dont j'ai tiré parti, pour établir autant que possible des données certaines sur leurs propriétés médicales. C'était beaucoup d'être parvenu à mêler à l'eau une grande quantité de gaz, il fallait encore connaître le point où une trop grande quantité de ces gaz pourrait devenir nuisible; ce que j'indiquerai en parlant de l'action que peuvent avoir sur l'économie animale, les diverses substances qui entrent dans la composition des eaux minérales.

§ II. *Fabrication des bains et douches d'eaux minérales et de leurs appareils.*

Après m'être occupé avec autant de soins que possible, de perfectionner les appareils destinés à la fabrication des eaux minérales artificielles potables, de manière à en former un médicament d'une action invariable, dont la médecine pourra toujours compter les succès tant qu'il sera administré à propos, je résolus de joindre à mon établissement des douches et des bains d'eaux minérales factices.

Depuis long-temps, à Paris, en Suisse, il existait des établissemens où l'on administrait les bains et les douches d'eaux minérales factices ; mais ces eaux fabriquées sans soin et même sans les appareils convenables, étaient loin d'imiter la nature, et, je ne crains pas de le dire, elles ne possédaient presque aucune de leurs propriétés. Ce n'était autre chose qu'une certaine quantité de sels ou de terres, délayés dans une masse d'eau chaude ou froide, qui ne contenait pas un atome de gaz ; en un mot, elles ne ressemblaient en rien aux eaux de sources ; aussi leur emploi était-il toujours sans succès.

J'ai senti combien cette manière de fabriquer l'eau des bains était défectueuse, et que, pour imiter la nature, j'aurais plus de peine pour celle-ci que pour les eaux minérales potables. La première des difficultés à vaincre était la masse de liquide sur laquelle il fallait agir, et tout le monde sait que dans toute opération chimique, on obtient des résultats plus faciles sur de petites quantités que sur de grandes, ce qui me força à chercher des procédés tout-à-fait différens de ceux déjà connus. La seconde de ces difficultés était de dissoudre exactement tous les sels dans cette masse d'eau, et de la saturer de gaz, ce à quoi l'on n'avait pas encore pensé. Cependant sans gaz il ne peut y avoir d'eau minérale bien imprégnée de ses sels. De toutes ces difficultés, la plus grande et la moins apparente peut-être, était d'amener cette eau minérale à la température des eaux des différentes sources thermales, et de pouvoir l'employer à cette même température sans que les malades en fussent incommodés. Il est des sources thermales dont la température s'élève au-dessus de 5o degrés, thermomètre centigrade, et d'autres qui varient depuis 35 ° + o jusqu'à 4o ° + o. Serait-il possible de supporter une

telle élévation de température dans l'eau commune, sans y être incommodé et le plus souvent
brûlé ? J'ai vaincu cette difficulté, et les malades
peuvent prendre dans mon établissement les bains
d'eaux thermales artificielles, sans en éprouver
aucun inconvénient, et s'en trouver aussi bien
que s'ils se baignaient aux sources.

Si je me suis rendu maître de ces trois difficultés, qu'il était indispensable de surmonter
pour imiter les eaux minérales des sources thermales, je le dois à l'invention d'un appareil tout-
à-fait nouveau, qui présente tous les moyens
nécessaires pour parvenir à ce but. Abandonnant
d'abord l'usage des anciens établissemens, où les
sels minéralisateurs étaient versés directement
dans les baignoires, au moyen de deux bouteilles
dans lesquelles on en avait d'avance préparé les
doses et le mélange, méthode aussi insignifiante
dans son fait que dans ses résultats, j'ai fait faire
de grands réservoirs où viennent aboutir des
tuyaux qui correspondent à autant de tonneaux
que nous avons d'espèces de sels à dissoudre.
Dans chacun de ces tonneaux se trouve une lessive de chaque espèce de ces sels, et au moment
où l'eau du réservoir principal a atteint la température de l'eau minérale que l'opérateur veut

imiter, il y fait venir une quantité donnée de la lessive des différens sels qu'il veut employer; aussitôt après, faisant mouvoir la machine à comprimer les gaz, il en sature cette eau au point nécessaire. Ouvrant ensuite un robinet dont se trouve armé le tuyau qui conduit du réservoir aux baignoires, l'eau s'y rend en parcourant ce tuyau long de plus de cinq cents pieds. Pendant le temps que l'eau met à parcourir cet espace, son mélange avec les gaz et les sels devient plus intime, et au moment où elle arrive aux baignoires, elle a acquis toutes les qualités minérales qu'elle doit avoir, pour être en tout semblable aux eaux thermales naturelles. C'est sans doute à cette manière de fabriquer les eaux pour bains, que je dois d'être parvenu à élever leur température au même degré que celles des eaux thermales de sources.

L'eau minérale une fois fabriquée se rend dans les baignoires, les remplit en y entrant par leur partie inférieure et non par le haut, comme cela a lieu ordinairement dans les bains publics; et ce, pour éviter que l'eau dans sa chute ne laisse échapper sa vapeur et les gaz qu'elle contient. Si tôt que le malade est placé dans sa baignoire, elle se ferme comme une caisse à vapeur, de manière qu'il n'est incommodé ni par la vapeur de l'eau, ni par les gaz qui s'élèvent de sa surface, ce qui ne manquerait pas d'arriver sans cette précaution, qui est surtout utile lorsqu'on fait usage des bains d'eaux sulfureuses. Au sortir des bains, les malades sont enveloppés dans des peignoirs et autres linges de flanelle, ensuite transportés dans des lits ; là ils reposent tout le temps nécessaire pour laisser faire son effet à la transpiration que provoque ordinairement l'usage des bains minéraux.

Outre le grand nombre de bains dont se compose mon établissement, on y trouve aussi des douches minérales de toute espèce. Les tuyaux qui conduisent l'eau employée aux douches, ont deux pouces de diamètre intérieur, et partent d'un réservoir placé à cinquante pieds au-dessus du lieu où les malades les reçoivent, ce qui donne à l'eau une chute et une pesanteur considérables, lesquelles, au moyen de soupapes placées de distances en distances dans l'intérieur des conduits, peuvent être diminuées ou augmentées, suivant les besoins des malades. Suivant les mêmes besoins et les parties qui doivent être douchées, je fais varier la forme et la force des jets au moyen de robinets et de divers autres instrumens disposés à cet effet; ainsi, l'on peut employer alternativement la douche en colonne, en jet, en filet, en filet brisé, en plique, en arrosoir, en conque, en filet d'injection *auriculaire*, *oculaire*, *penin*, *utérin*, *anal*, etc. Près des cabinets de douches, s'en trouvent d'autres où les malades sont transportés, couchés et tenus très chaudement.

§ III. *Des bains et douches de vapeurs, et de leurs appareils.*

Les Orientaux et les peuples du Nord ont depuis long-temps fait un grand usage des bains de vapeurs, soit comme médicament, soit comme cosmétique. On pourrait, comme les eaux minérales, distinguer les vapeurs en naturelles et artificielles. Les premières sont fournies par les eaux minérales thermales, et portent dans leur composition le type de l'eau qui les a produites. Les environs de Naples, l'île d'Ischia, les cratères obstrués des volcans, présentent des vapeurs naturelles formées par la fermentation intérieure des terres qui les composent et qui communiquent leur calorique, soit à l'air athmosphérique qui les environne , soit aux eaux qui coulent sur leur surface ou filtrent dans leur sein , et qui , réduites en vapeurs , s'échappent à travers les crevasses dont la surface du terrein est recouverte. Les bases de ces vapeurs varient suivant les principes des terres et des eaux qui les fournissent : les unes contiennent du gaz acide carbonique, et asphixient ceux qui les respirent ; quelques-unes contiennent du gaz acide sulfureux : telles sont celles produites par des portions de volcans en combustion ; d'autres contiennent du gaz hydrogène sulfuré , quelquefois seulement de l'air athmosphérique ou de l'eau, à l'état de vapeur, chargée d'aucun corps hétérogène , ces deux espèces peuvent seules être regardées comme salutaires. Les grottes d'Ischia , les étuves de Naples , du Lacco, de Citara , de Testaccio, de Tritoli, Agano , de Pfeffer , de Lœuch, d'Aix-la-Chapelle, etc., son autant de bains de vapeurs que la nature a donnés pour modèles à ceux qui ont voulu former des bains de vapeurs artificielles. Le citoyen Paul , de Genève , le même qui le premier imagina des appareils pour la fabrication des eaux minérales , est aussi un de ceux qui composèrent les premiers appareils des va-

peurs artificielles. En 1804, on trouvait déjà
dans son établissement de Paris, des étuves et
des bains de vapeurs par encaissement. Depuis
lui, le célèbre Darcet qui forma le bel établissement de l'hôpital St-Louis de Paris, et Putaut
qui imagina les appareils portatifs , tous riva-
lisèrent de soins pour les rendre commodes aux
malades et utiles à leur guérison. Il était cependant encore beaucoup de perfections et d'a-
méliorations à apporter à leurs travaux. M. le
docteur Rapou en a fait beaucoup ; mais il
n'est pas encore possible de lui appliquer ces
mots de Labruyère « que tout est dit, et que
nous venons trop tard. » Avant de construire les
appareils de vapeurs qui sont dans mon établissement , j'ai eu grand soin de bien examiner
ceux qui avaient été faits précédemment, de
voir tout ce qu'ils pouvaient présenter d'irrégu-
lier et d'inconvenant , et j'y ai apporté toutes
les rectifications qui étaient en mon pouvoir; et
les succès que j'ai obtenus sont, si j'ose le dire,
un sûr garant de ma réussite. Mes appareils se
composent d'une chaudière à vapeur de Perkeins,
de caisses de différentes formes, où les vapeurs
sèches ou humides sont administrées tantôt seules , tantôt chargées de matières médicamen-

teuses, minérales, végétales ou gazeuses ; de douches de vapeurs de toutes espèces, de bains à la russe , à l'otomane , et de l'étuve. J'ai eu soin de rendre plus verticale la coupe supérieure des caisses, afin que la vapeur qui s'y condense comme dans un chapiteau ne retombe pas sur les malades, ce qui ne laisserait pas que de leur faire éprouver une sensation très désagréable. J'ai éloigné les fourneaux à vapeurs , tant sèches qu'humides , des caisses où les malades les reçoivent ; éloignement qui permet de graduer plus facilement la température , surtout pour l'application des vapeurs sèches. On se sert ordinairement, pour ces dernières, dans tous les appareils existans , excepté dans le mien, de plaques métalliques placées à la partie inférieure des caisses ; ces plaques échauffées par un fourneau situé au - dessous d'elles , réchauffent l'air contenu dans la caisse : c'est ce qui constitue le bain de vapeurs sèches ; méthode d'autant plus inconvenante , qu'elle place les malades trop près d'un foyer dont la chaleur, jointe à celle de l'air qui l'entoure , le met dans un état d'excitation trop forte et trop pénible , et l'appareil de la circulation est affecté si vivement , que son mouvement est augmenté, au point de produire des congestions dangereuses ; il n'est que trop vrai malheureusement que cette manière de faire a produit de graves accidens, que l'on ne peut reprocher à la méthode que j'emploie. J'ai éloigné, dis-je, des caisses le fourneau qui les alimente ; l'air qui doit y être échauffé y est apporté par un ventilateur qui le pousse de là dans les caisses, où il arrive tantôt seul, tantôt chargé de substances médicinales.

J'ai établi des douches de vapeurs sulfureuses où l'hydrogène sulfuré se forme séparément de la vapeur, et s'y mêle seulement à l'instant où le malade va la recevoir. J'ai vu dans tous les établissemens de vapeurs des bains que l'on appelle russes ; ils n'y ressemblent en rien, et n'ont pas même la quantité de vapeurs suffisante pour empêcher que les malades ne s'y enrhument. J'ai établi ce genre de bains tout-à-fait suivant la méthode des Russes ; j'obtiens la vapeur au moyen de boulets rougis à une haute température, et en assez grande quantité pour produire une grande excitation. Le malade placé sur un lit mécanique, est élevé graduellement dans l'étuve, et passe progressivement d'une région de vapeur moins chaude dans une plus chaude;

et ce successivement au fur et à mesure qu'il s'y habitue; ensuite, au moyen d'un robinet situé au niveau du lit, il est arrosé par une colonne d'eau chaude, dont la température diminue insensiblement jusqu'à zéro. Pendant le même temps, il est massé et frictionné. Ainsi, le malade passe graduellement, suivant la méthode russe, d'une température très chaude à une très froide. J'ai suivi, dans l'exécution de cet appareil, les avis de M. le vicomte Paultre de la Motte, lieutenant-général de la 19.me division militaire, qui a eu la bienveillante complaisance de me faire part des observations que son séjour en Russie et son goût prononcé pour les sciences et les arts, l'ont mis dans le cas de recueillir sur les divers établissemens de vapeurs qu'il a pu voir dans ce pays, qui, bien qu'inférieur au nôtre par ses connaissances en physique, nous est supérieur par sa manière d'employer et d'administrer les vapeurs.

Près des étuves et de chaque bain ou douche de vapeurs, il y a des cabinets d'une élégante propreté où se trouvent des lits dans lesquels les malades peuvent se reposer à l'issue des bains, et laisser un libre cours à la transpi-

ration produite par l'effet des vapeurs; transpiration dont la suppression ne pourrait avoir
lieu sans de graves accidens.

Enfin, j'ai fait mon possible pour que les
divers appareils dont se compose mon établissement, réunissent tout le degré de perfection nécessaire pour fixer l'attention des médecins et du public; j'y ai joint autant que je l'ai
pu l'utile à l'agréable.

J'ai communiqué au gouvernement les innovations, recherches et expériences que j'ai
faites; j'ai envoyé au ministre le plan de mes
nouveaux appareils, et j'ai eu la satisfaction
d'obtenir, d'après l'avis de la commission nommée à l'effet d'examiner la vérité de ce que
j'avais avancé, un brevet d'invention et de perfectionnement, sous la garantie duquel je m'estime heureux de présenter à l'art de guérir des
moyens dont l'expérience rend tous les jours les
succès incontestables.

La confiance qui m'a été accordée depuis plusieurs années, par un grand nombre de médecins de cette ville et de ses environs, ainsi que
par le grand nombre de malades qui fréquentent
mon établissement, est une preuve assez authen-
tique de la manière exacte avec laquelle les di-

verses médications dont il se compose sont administrées. J'espère que cette confiance qui
m'a été accordée jusqu'à ce jour ne fera que
s'accroître, et que les heureux résultats que
je pourrai encore obtenir achèveront de me
concilier les suffrages de la médecine et l'estime
du public.

§ IV. *Extrait du certificat adressé par S.
Exc. le ministre de l'intérieur, à M. le
préfet du départ. du Rhône, pour être
remis au docteur Laville de Laplaigne.*

Ministère de l'intérieur; 3.ᵉ division; bureau des arts et manufactures, n.° 1777.

Brevets d'invention, de perfectionnement et d'importation,
établis par les lois des 7 janvier et 25 mai 1791.

Certificat de demande d'un brevet délivré au sieur Laville
de Laplaigne, docteur-medecin de la faculté de Paris, domi-
cilié à Lyon, département du Rhône.

Le ministre secrétaire-d'état au département
de l'intérieur,

Vu le mémoire du sieur Laville de Laplaigne
(Antoine - Emmanuel), docteur en médecine,
demeurant à Lyon, rue du Plat, n.° 15, département du Rhône; dans lequel il expose qu'il
désire jouir des droits de propriété, assurés par
la loi du 7 janvier 1791, aux auteurs des décou-

vertes et inventions en tout genre d'industrie, et obtenir en conséquence un brevet d'invention et de perfectionnement pour des changemens apportés aux machines et appareils propres à fabriquer les eaux minérales factices, les bains et douches de vapeurs ; changemens dont il a déclaré être l'auteur, ainsi qu'il résulte du procès-verbal dressé lors du dépôt des pièces effectué au secrétariat de la préfecture du département du Rhône, le 25 janvier 1821 ;

Vu les dessins et le mémoire descriptif dont suit la copie ;

Le ministre secrétaire-d'état au département de l'intérieur accorde au sieur Laville de Laplaigne (Antoine-Emmanuel), le certificat de sa demande d'un brevet d'invention et de perfectionnement, pour des changemens apportés aux machines et appareils propres à fabriquer les eaux minérales factices, bains et douches de vapeurs ; changemens dont la description est ci-dessus transcrite. Le brevet sera délivré dans le courant du trimestre prochain, et proclamé par la voie du Bulletin des lois.

Paris, 8 mai 1821.

Le ministre secrétaire-d'état au département de l'intérieur,

Signé SIMÉON.

Ministère de l'intérieur ; 3.ᵉ division ; bureau des arts et manufactures.

Envoi au sieur Laville de Laplaigne de l'extrait, en ce qui le concerne, de l'ordonnance qui le déclare définitivement breveté.

Paris, 25 juillet 1821.

MONSIEUR,

Je vous adresse ci-joint l'extrait vous concernant d'une ordonnance royale, rendue le 14 juillet 1821, qui déclare définitivement brevetés les particuliers auxquels il a été délivré pendant le 2.ᵉ trimestre de l'année 1821 le certificat de leur demande de brevet d'invention, de perfectionnement et d'importation, et qui ordonne aussi que les spécifications des découvertes seront proclamées par la voie du Bulletin des lois.

Je vous invite, Monsieur, à m'accuser la réception de cet extrait, qui fait du titre provisoire que vous avez reçu, un titre définitif.

J'ai l'honneur de vous offrir l'assurance de ma considération.

Le conseiller d'état secrétaire-général,

W.ᵉ CAPELLE.

ORDONNANCE DU ROI.

LOUIS, par la grâce de Dieu, Roi de France et de Navarre ;

A tous ceux qui ces présentes verront, salut.

Sur le rapport de notre ministre secrétaire-d'état au département de l'intérieur ;

Vu l'art. 6 du tit. 1.er de la loi du 25 mai 1791 ;

L'art. 1.er de l'arrêté du 27 septembre 1800, portant que les brevets d'invention, de perfectionnement et d'importation, seront délivrés tous les trois mois, et proclamés par la voie du Bulletin des lois.

Nous avons ordonné et ordonnons ce qui suit :

ART. 1.er Les particuliers ci-après désignés sont définitivement brevetés.

Le sieur Laville de Laplaigne (Antoine-Emmanuel), docteur en médecine de la faculté de Paris, demeurant à Lyon, rue du Plat, n.° 15, département du Rhône, auquel il a été délivré le 8 mai dernier, le certificat de sa demande d'un brevet d'invention et de perfectionnement, pour des inventions et changemens apportés aux machines et appareils propres à fabriquer les eaux minérales factices, tant pour boisson que pour bains et douches de vapeurs.

Art. 2. Il sera adressé à chacun des brevetés ci-dessus dénommés, une expédition de l'article qui le concerne, et notre ministre secrétaire-d'état au département de l'intérieur est chargé de l'exécution de cette disposition.

Art. 3. La présente ordonnance sera insérée au Bulletin des lois.

Donné en notre Château des Tuileries, le 4 juillet, l'an de grâce 1821, et de notre règne le 27.me

Signé LOUIS.

Par le Roi :

Le ministre secrétaire-d'état au département de l'intérieur,

Signé SIMÉON.

Pour extrait conforme :

Le conseiller d'état secrétaire-général,

W.^e CAPELLE.

CHAPITRE II.

TABLEAU GÉNÉRAL

DES PROPRIÉTÉS PHYSIQUES, CHIMIQUES ET MÉDICINALES DES EAUX MINÉRALES QUI SONT LE PLUS ORDINAIRE-MENT EMPLOYÉES.

On distingue ordinairement les eaux minérales en sulfureuses, ferrugino-gazeuses et salines-gazeuses. Mais comme il est aussi difficile de les classer d'après leurs propriétés chimiques que d'après leurs propriétés médicinales, je pense que pour rendre mon tableau analytique plus simple, je puis les diviser en deux grandes classes seulement, et ce suivant l'espèce de gaz qu'elles contiennent plus abondamment ; ainsi, je placerai dans la première toutes les eaux qui sont saturées par le gaz acide carbonique, quels que soient d'ailleurs les sels qui y sont en dissolution, et leurs propriétés médicinales : dans la seconde, toutes celles qui le sont par le gaz hydrogène sulfuré, quels qu'en soient les autres principes constituans.

§ I.er *Eaux saturées par le gaz acide carbonique, dites gazeuzes-acidules.*

Les eaux minérales de cette série sont faciles à reconnaître aux caractères suivans, qui leur sont tous à peu près communs. Leur goût est aigrelet, piquant, légèrement alkalin; elles forment un précipité blanc par l'eau de chaux (1), rougissent la teinture de tournesol ; leurs principes constituans sont en général les sels de carbonate de chaux, de soude, de magnésie, de fer, d'hydrochlorate de soude ; les sulfates de magnésie, de soude, de fer, et le gaz acide carbonique dont elles sont plus ou moins saturées, qui les rend mousseuses et acidules. Parmi ces différentes eaux, les unes sont thermales, les autres froides.

EAU DE SELTZ, ville du département du Bas-Rhin, à 9 lieues de Strasbourg.

***

(1) Celles qui contiennent des sels de fer ont en outre la propriété de précipiter en noir ou en brun, par l'infusum de noix de galle.

Principes constituans (1). Eau commune, 20 onces ; hydrochlorate de soude, 24 grains ; carbonate de soude, 4 *idem ;* — de magnésie, 2 *idem ;* — de chaux, 4 *idem ;* gaz acide carbonique, 6 fois le volume de l'eau.

Propriétés physiques. L'acidité des eaux de Seltz est très agréable ; elles laissent une saveur légèrement salée et alkaline. Leur température est froide ; leur pesanteur spécifique est à l'eau distillée comme 10,027 est à 10,000. Elles sont pétillantes et mousseuses.

Propriétés médicinales. Les vertus précieuses de l'eau de Seltz sont généralement connues ; elles doivent leur célébrité à Hoffmann, qui les a préconisées ; elles sont diurétiques. On les administre avec succès dans le scorbut, la fièvre adynamique, la leuchorrée constitutionnelle, la ménorrhagie passive, l'affaiblissement des organes digestifs. On la fait prendre à jeun, quelquefois pure, quelquefois coupée avec du lait d'ânesse ou de chèvre ; on la donne souvent mêlée avec le vin pendant les repas, aux personnes dont l'estomac supporte difficilement la

(1) Chaque bouteille d'eau minérale artificielle, de quelque espèce qu'elle soit, ne contient que 20 onces d'eau.

présence des alimens ; on peut aussi la boire pendant le cours de la journée, coupée avec des sirops mucilagineux ou gommeux.

On distingue dans les fabriques d'eaux minérales, deux espèces d'eaux de Seltz : l'eau de Seltz forte et l'eau de Seltz douce. Elles sont l'une et l'autre composées des mêmes sels, et de la même quantité de gaz que je viens d'indiquer plus haut, et ne diffèrent que par la manière dont on obtient ce gaz avant de les en saturer. Pour la forte, on l'obtient par la voie humide ; pour la douce, par le feu ; et dans ce dernier cas il se dégage en même temps un peu d'hydrogène, ce qui rend cette dernière beaucoup plus douce, et plus avantageuse pour les personnes déjà affaiblies par de longues maladies.

EAUX DU MONT-D'OR, village situé au pied de la montagne de l'Angle, à 8 lieues de Clermont, département du Puy-de-Dôme.

Principes constituans. Eau commune, 20 onces ; carbonate de soude, 2 gros ; hydrochlorate de soude, 1 *idem* ; sulfate de soude, 3 grains ; carbonate de chaux, 2 *idem* ; — de magnésie, 2 *idem* ; — de fer, 1 *idem* ; gaz acide-carbonique, 6 fois le volume de l'eau.

(42)

Propriétés physiques. Les eaux du Mont-d'Or sont thermales ; leur température est de $42^{\circ} + 0$, therm. centigr.; leur saveur est saline, piquante ; la quantité de sels qu'elles contiennent, exige beaucoup de gaz acide carbonique pour les tenir en parfaite dissolution. C'est à MM. Mossier et Bertrand que nous devons leur plus récente analyse. Trichard, Bompard et Chomelle en avaient parlé en 1699 et en 1702, mais ils n'en avaient donné qu'une analyse très imparfaite.

Propriétés médicinales. On emploie les eaux du Mont-d'Or dans les phthisies commençantes ; souvent elles en préviennent le développement ; elles ont surtout produit de grands effets dans le traitement des affections chroniques des membranes muqueuses, spécialement dans celui des catarrhes pulmonaires, des leuchorrées, des rhumatismes goutteux. L'efficacité des eaux du Mont-d'Or est constatée par des observations multipliées, sur la vérité desquelles on ne peut élever aucun doute. On administre rarement cette eau pure, on la fait prendre coupée avec des sirops mucilagineux; M. Bouchet, ancien chirurgien en chef de l'Hôtel-Dieu de Lyon, la fait boire coupée avec du lait ; cette méthode est la plus avantageuse.

EAU DE SEDLITZ, village dans la Bohême, situé dans le cercle d'Elnbogen.

Principes constituans. Eau commune, 20 onces ; sulfate de magnésie, 144 grains ; gaz acide carbonique, 6 fois le volume de l'eau.

Propriétés physiques. Les eaux de Sedlitz sont acides, limpides, pétillantes, amères et salées.

Propriétés médicinales. L'eau de Sedlitz est un purgatif très doux, dont Hoffmann a jadis donné l'analyse et proclamé les avantages. Son emploi est spécialement appliqué aux personnes dont l'âge ou la faiblesse du tempérament ne permettent pas l'administration d'un purgatif plus énergique. On la fait boire à jeun à la dose d'une bouteille, par verrées d'heure en heure, et on en facilite l'effet en faisant prendre de temps en temps du bouillon d'herbes et de veau sans sel.

Les eaux de Seydschutz en Bohême, d'Epsom en Anglererre, de Jouhe en France, département du Jura, offrant à peu près la même analyse et les mêmes propriétés médicinales ; je me contente de les indiquer.

EAU DE VICHY, petite ville sur l'Allier, à 15 lieues de Moulins.

Principes constituans. Eau commune, 20 onces ; carbonate de soude, 32 grains ; sulfate, de soude, 16 *idem ;* hydrochlorate de soude, 4 *idem ;* carbonate de magnésie, 1/2 *idem ;* — de chaux, 2 *idem ;* — de fer, 1/4 *idem ;* sulfate de fer, 1/2 *idem ;* pétrole, 1/2 *idem ;* gaz acide carbonique, 6 fois le volume de l'eau.

Propriétés physiques. La température de l'eau de Vichy varie suivant les diverses sources où on la puise, depuis le 22 ° + o jusqu'au 4 ° + o du therm. centigr. ; leur saveur, d'abord acidule, devient ensuite alkaline ; leur odeur est un peu bitumineuse ; elles rougissent la teinture de tournesol, et prennent une couleur olive par l'alcohol gallique.

Propriétés médicinales. Ces eaux, dont la plus récente analyse a été donnée par MM. Mossier et de Lafont, jouissent de vertus énergiques qui depuis long-temps ont établi leur célébrité. On les emploie journellement avec beaucoup de succès dans les engorgemens du foie et de la rate, les concrétions biliaires, les colliques néphrétiques et les exanthèmes chroniques, provenant de l'altération des viscères abdominaux.

On administre l'eau minérale artificielle de Vichy à la dose de cinq à six verrées par jour.

EAU DE BOURBON-L'ARCHAMBAULT , petite ville du départ. de l'Allicr.

Principes constituans. Eau commune, 20 onces ; hydrochlorate de chaux, 3 grains; carbonate de magnésie, 5 *idem;* hydrochlorate de soude , 9 *idem;* sulfate de soude , 18 *idem;* — de magnésie, 16 *idem;* — de chaux, 2 *idem;* carbonate de fer, 1 . 6/10 *idem ;* gaz acide carbonique, 6 fois le volume de l'eau.

Propriétés physiques. La température de cette eau est à la source de 50 à 60 ° + 0 , therm. centigr. ; cependant elle ne cuit pas les œufs, ne brûle pas ceux qui s'y baignent et la boivent, et n'altère pas les plantes. A la source elle est verdâtre, dégagée du gaz acide carbonique et de l'hydrogène sulfuré ; son goût est piquant et alkalin. L'eau de Bourbon-l'Archambault factice est froide, excepté pour les bains et douches; sa saveur est amère, salée, alkaline et piquante. Elle contient beaucoup de gaz acide carbonique et très peu d'hydrogène sulfuré.

Propriétés médicinales. Cette eau légèrement purgative, est donnée avec un égal succès dans les fièvres intermittentes , rémittentes, méningo-gastriques, adéno-méningées, qui résistent aux moyens curatifs ordinaires. On l'emploie contre les catarrhes chroniques de la vessie, les rhumatismes chroniques goutteux, les altérations de la menstruation, différentes névroses, l'hypocondrie, la mélancolie, l'hystérie, et surtout dans les affections scrofuleuses. M. le docteur Fay a donné un recueil très intéressant sur les effets de cette eau, dans les différentes maladies que je viens d'indiquer. On administre l'eau de Bourbon-l'Archambault à de très petites doses en commençant, et, à mesure que le malade s'y habitue, on en pousse la dose jusqu'à six verrées au plus par jour.

EAU DE SPA, bourg du départ. de l'Ourthe, au S. E. de Liége, à 6 lieues de cette ville.

Principes constituans. Eau commune, 20 onces ; carbonate de chaux, 2 grains ; — de magnésie, 4 *idem ;* — de soude, 2 *idem ;* hydrochlorate de soude, 1/2 *idem ;* carbonate de fer, 2 *idem ;* gaz acide carbonique, 6 fois le volume de l'eau.

Propriétés physiques. L'eau de Spa est mousseuse et piquante ; sa saveur est aigrelette et ferrugineuse ; elle précipite en noir par la teinture de noix de galle.

Propriétés médicinales. Cette eau, dont

nous devons l'analyse au célèbre Bergmann, dont Henricus (ab Hérès) fit un heureux emploi contre la néphrite chronique, est prise avec succès contre les affections calculeuses des reins et de la vessie, les écoulemens muqueux du vagin et de la matrice, la débilité des organes digestifs, etc. Limbourg rapporte plusieurs observations qui constatent leurs excellens effets dans les engorgemens du foie et de la rate.

Dans les fabriques d'eaux minérales, l'eau de Spa est connue sous les noms de Spa et Spa douce. La seconde ne diffère de la première, qu'en cela seul qu'elle contient la moitié moins de fer. On administre l'une et l'autre, à la dose d'une bouteille par jour, soit pure, soit coupée avec du lait ou des sirops.

Eau de Bussang, village situé dans les montagnes des Vosges, à 10 lieues de Plombières, vers les sources de la Moselle.

Principes constituans. Eau commune, 20 onces; carbonate de soude, 6 grains ; — de fer, 1/3 *idem ;* gaz acide carbonique, 6 fois le volume de l'eau.

Propriétés physiques. On retrouve facilement dans les eaux de Bussang, tous les caractères analogiques des eaux acidules, martiales, froides.

Propriétés médicinales. Tous les médecins qui ont écrit sur les eaux de Bussang s'accordent à les regarder comme un excellent tonique, dont l'emploi est utile, surtout dans les affections chroniques du tube intestinal, et spécialement les dyssenteries chroniques; on la boit pure, à la dose d'une bouteille dans la journée.

EAU DE VALS, bourg du dép. de l'Ardèche.

Principes constituans. Eau commune, 20 onces ; carbonate de soude, 2 grains ; — de fer, 3/4 *idem* ; hydrochlorate de soude, 13 *idem* ; sulfate d'alumine, 1/8 *idem* ; — de fer, 1/2 *idem* ; gaz acide carbonique, 6 fois le volume de l'eau.

Propriétés physiques. Les eaux de Vals sont limpides et pétillantes ; leur saveur est aigrelette et saleé.

Propriétés médicinales. Les auteurs donnent aux eaux de Vals des éloges justement mérités. Ils en préconisent l'usage dans un grand nombre de maladies chroniques, les hémorragies passives et le scorbut (1). M. le docteur Allibert, médecin de l'hôpital de St-Louis à Paris, cite un malade sexagénaire, atteint d'une héma-

____

(1) Allibert. Nouveaux élémens de thérapeutique, page 755.

turie chronique causée par des varices dans l'intérieur de la vessie, qui obtint un soulagement durable par l'usage des eaux de Vals.

EAU DE PASSY, bourg près Paris, sur la rive droite de la Seine.

Principes constituans. Eau commune, 20 onces ; sulfate de chaux, 4 grains ; — de magnésie, 6 *idem ;* — de fer, 1/2 *idem ;* — d'alumine, 1/6 *idem ;* — de potasse, 2 *idem ;* hydrochlorate de soude, 3 *idem ;* carbonate de fer, 1/3 *idem ;* gaz acide carbonique, 6 fois le vol. de l'eau.

Propriétés physiques. Goût ferrugineux, légèrement acide ; elle se couvre d'une pellicule légère lorsqu'on l'expose à l'air.

Propriétés médicinales. Les eaux de Passy doivent être rangées parmi les eaux ferrugineuses dont les vertus sont les plus puissantes. On les prend dans la chlorose, les hémorragies passives, les engorgemens des viscères abdominaux. C'est à M. le professeur Deyeux qu'est due leur plus récente et plus parfaite analyse. Les eaux d'Aumale, de Rouen, de St-Pardoux, Tougres, St-Gondon, Noyers, Fontenelle, Watweiler, Mont-Lignon, Boulogne, Provins, Ferrières, Segrais, Arlais, Gransac, Sermèse, offrant à

peu de chose près les mêmes propriétés physiques, chimiques et médicinales, nous croyons
inutile d'en donner ici l'analyse ; néanmoins les
personnes qui désireront en faire usage, seront
toujours sures de les trouver à notre établissement.

EAU DE FORGES, bourg à 4 lieues de Rouen,
département de Seine-Inférieure.

Principes constituans. Eau commune, 20
onces ; carbonate de chaux, 4 grains ; — de
soude, 2 *idem ;* — de fer, 1 *idem ;* gaz acide
carbonique, 6 fois le volume de l'eau.

L'eau de Forges, composée comme je viens
de l'indiquer, est connue dans les officines sous
le nom de forte, et sous celui de douce lorsqu'elle contient la moitié moins de fer.

Propriétés prysiques. Saveur piquante et
ferrugineuse ; température un peu au-dessous
de celle de l'atmosphère.

Propriétés médicinales. L'eau de Forges est
un excellent tonique ; il convient de l'employer
dans les flux de ventre chroniques, les hydro-
pisies, les engorgemens abdominaux et la chlorose. Quelques auteurs la recommandent contre
la stérilité.

EAU DE CONTREXVILLE, village du département des Vosges.

Principes constituans. Eau commune, 20 onces ; hydrochlorate de soude, 1 grain 1/2 ; sulfate de magnésie, 1/2 *idem ;* — de chaux, 3 *idem ;* carbonate de fer, 1/2 *idem ;* — de chaux, 2 *idem ;* gaz acide carbonique, 6 fois le volume de l'eau.

Propriétés physiques. Limpides et froides, mousseusses et piquantes, saveur légèrement saline et astringente.

Propriétés médicinales. Les eaux de Contrexville sont très salutaires dans les affections lymphatiques et scrofuleuses, dans les catarrhes chroniques de la vessie. M. Allibert en vante les bons effets contre les petits graviers qui se forment dans cet organe. C'est à Nicolas qu'est due la plus récente et la plus exacte analyse des eaux de Contrexville.

Eau de Plombières, petit bourg dans le département des Vosges.

Principes constituans. Eau commune, 20 onces ; carbonate de soude, 3 grains ; sulfate de soude, 2 *idem* 1/2 ; hydrochlorate de soude, 2 *idem ;* sulfate de chaux, 3 *idem ;* carbonate de chaux, 2 *idem ;* gélatine animale, 3 *idem ;* gaz acide carboniqué, 6 fois le volume d'eau.

Propriétés physiques. L'eau de Plombières

est incolore, peu acidule; son aspect est onctueux, ce qui a fait croire aux anciens chimistes
qu'elle contenait du bitume; mais d'après les
dernières analyses de M. le professeur Vauquelin, il est prouvé qu'on ne doit attribuer cette
onctuosité qu'à une petite quantité de gélatine
animale qui s'y trouve en dissolution. Les expériences de M. Castiglioni ont récemment con-
firmé ce que M. Vauquelin avait avancé à cet
égard. Sa température à la source varie depuis
le 46 ° + 0 therm. centigr. jusqu'à 74 ° + 0
therm. centigr.

Propriétés médicinales. On trouve dans
la collection *De balneis omnia quæ extant
apud græcos, latinos et arabes etc. Venetiis
juntæ* 1553, un poème de Camerarius sur les
eaux de Plombières. Conrad Gessner, *de Ther-
mis*, en vante les propriétés; elles sont d'un emploi généralement avantageux dans le traitement
des obstructions des viscères, dans le flux chronique de la membrane muqueuse de l'utérus,
et les crachemens de sang. C'est à tort qu'on les
a préconisées dans le traitement des maladies
de la peau; elles doivent, en ce cas, être seulement employées en lotions, en bains ou en douches; la gélatine animale qu'elles contiennent

leur donnant la propriété d'assouplir cet organe.
On administre l'eau de Plombières à la dose
d'une demi-bouteille par jour, coupée avec du
lait de vache.

EAUX DE LUXEUIL, petite ville du département de la Haute-Saône. Elles présentent à peu
près la même analyse et les mêmes propriétés
médicinales, et s'administrent de même. Bien
que nous n'en parlions pas ici, on les trouvera
à notre établissement.

EAUX DE BALARUC, bourg du département
de l'Hérault, à 4 lieues de Montpellier.

Principes constituans. Eau commune, 20
onces ; carbonate de soude, 3 grains ; sulfate
de soude, 3 *idem ;* hydrochlorate de soude,
12 *idem ;* sulfate de chaux, 2 *idem ;* carbonate de chaux, 2 *idem ;* gaz acide carbonique
5 fois le volume de l'eau.

Propriétés physiques. Saveur salée, légèrement amère ; température 51 ° + 0 therm.
centigr. Leur pesanteur spécifique est à l'eau
distillée comme 1023 est à 1000.

Propriétés médicinales. Les eaux de Balaruc ont été vantées comme détersives dans le
traitement des ulcères ; prises à l'intérieur elles
sont utiles dans la paralysie et les rhumatismes
chroniques.

EAUX DE BOURBONNE, petite ville du dép. de la Haute-Marne.

Principes constituans. Eau commune, 20 onces ; hydrochlorate de soude, 29 grains ; sulfate de magnésie, 4 *idem;* —de chaux, 2 *idem;* hydrochlorate de chaux, 1 *idem ;* carbonate de fer, 1 *idem ;* gaz acide carbonique, 6 fois le volume de l'eau.

Propriétés physiques. Saveur amère et salée, odeur légèrement sulfureuse. Température de 46 ° + o à 69 ° + o centigr.

Propriétés médicinales Les eaux de Bourbonne, dont MM. Bosq et Bezu ont donné la plus soigneuse analyse, sont considérées comme fondantes, laxatives, et employées avec succès dans les rhumatismes chroniques, les paralysies longues et anciennes, les engorgemens chroniques des viscères.

EAU DE GURGITELLI, dans l'île d'Ischia, près Naples.

Principes constituans. Eau commune, 20 onces ; carbonate de soude, 5o grains ; hydrochlorate de soude, 1o *idem ;* carbonate de magnésie, 20 *idcm;* — de chaux, 4 *idem ;* gaz acide carbonique, 6 fois le volume de l'eau.

Propriétés physiques. Saveur saline, légèrement alkaline, aigrelette, piquante.

Propriétés médicinales. Cette eau est prise à l'intérieur dans le traitement des gonorrhées chroniques, des engorgemens chroniques, des glandes et des viscères abdominaux; en lotions elle facilite la détersion et la cicatrisation des ulcères anciens.

EAUX DE PIRMONT. Pirmont est situé dans le royaume de Westphalie, près de la rivière du Wéser.

Principes constituans. Eau commune, 20 onces; hydrochlorate de soude, 12 grains; sulfate de soude, 4 *idem*; carbonate de magnésie, 5 *idem*; sulfate de magnésie, 3 *idem*; carbonate de fer, 1/2 *idem*; gaz acide carbonique, 8 fois le volume de l'eau.

Propriétés physiques. Les eaux de Pirmont sont mousseuses et pétillantes, leur saveur est piquante et alkaline.

Propriétés médicinales. Ces eaux, légèrement laxatives, sont éminemment toniques; aussi les personnes douées de faiblesse, soit héréditaire, soit acquise, les boivent-elles rarement sans succès. Elles ont la propriété d'exciter la circulation, surtout la circulation abdominale : aussi sont-elles employées et recommandées dans les engorgemens chroniques des viscères abdo-

minaux, dans le traitement de l'icter chronique, l'hypocondrie et la mélancolie. L'eau de
Pirmont étant très chargée en gaz acide carbonique, on doit la prendre à petites doses en
commençant , et l'augmenter à mesure qu'on
s'accoutume à l'effet de ce gaz.

EAU DE CHATELDON, petite ville à 3 lieues
de Vichy.

Principes constituans. Eau commune, 20
onces ; carbonate de soude , 4 grains ; — de
magnésie, 3 *idem ;* hydrochlorate de soude ,
5 *idem ;* carbonate de chaux, 2 *idem ;* — de
fer, 1/2 *idem ;* gaz acide carbonique, 6 fois
le volume de l'eau.

Propriétés physiques. Cette eau a une saveur piquante, astringente ; sa température est
au-dessous de celle de l'atmosphère.

Propriétés médicinales. Cette eau s'administre dans la leuchorrée constitutionnelle, le
catarrhe chronique de la vessie, l'incontinence
d'uriné, et la faiblesse des organes digestifs.
M. le docteur Cartier, ex-chirurgien en chef de
l'Hôtel-Dieu de Lyon, l'administre avec beaucoup de succès dans les gastrites chroniques.

§ II. *Eaux chargées d'hydrogène sulfuré, dites sulfureuses.*

On donne le nom d'eaux sulfureuses à celles qui contiennent du gaz hydrogène sulfuré. Leurs principaux caractères sont : odeur fétide, semblable à celle des œufs gâtés, saveur nauséabonde. Elles noircissent l'argent, précipitent du soufre par le seul contact de l'air, ainsi que par les acides hydrochlorique et sulfurique ; précipitent en noir par le nitrate de mercure, en orangé par l'hydrochlorate de mercure, en blanc par le sulfate de zing. Les sels qu'elles contiennent sont les sulfures hydrogénés de soude, de potasse et de chaux, plusieurs sulfates et hydrochlorates. Elles sont thermales ou froides. C'est surtout pour les eaux sulfureuses que la thérapeutique doit beaucoup aux établissemens où se fabriquent les eaux minérales artificielles, vu la difficulté de transporter les eaux minérales naturelles, à cause de la promptitude avec laquelle elles se décomposent, ce qui empêche de les boire hors de leur source ; il en est autrement pour les eaux sulfureuses artificielles, qui non-seulement souffrent le transport, mais encore se conservent un très long espace de temps après avoir été transportées.

EAUX DE BARRÈGES, ville du départem. des Hautes-Pyrénées.

Principes constituans. Eau commune, 20 onces; carbonate de soude, 12 grains; sulfate de soude, 15 *idem;* hydrochlorate de soude, 7 *idem;* gélatine animale, 10 *idem;* pétrole, 1 *idem;* gaz hydrogène sulfuré, 1/2 fois le volume de l'eau.

Propriétés physiques. Les eaux de Barrèges exhalent une odeur fétide, semblable à celle des œufs pourris; leur saveur est nauséabonde; elles sont claires et limpides. Il se forme à leur surface une pellicule qui leur donne un aspect onctueux, ce qui est dû à la gélatine animale qu'elles contiennent. Leur température est de 41 ° à 46 ° + 0 therm. centigr.

Propriétés médicinales. La célébrité des eaux de Barrèges date du temps des Romains. On y distingue trois sources sous les noms de chaude, tempérée et tiède. C'est à M. Borgella que nous devons les notions les plus complètes sur leur analyse, et au célèbre Bordeux celles qui ont rapport à leurs propriétés médicinales. Ces eaux déterminent une excitation marquée sur toute l'organisation et surtout sur l'organe cutané. C'est à cette action prononcée sur le système dermoïde, que les eaux de Barrèges doivent leurs propriétés curatives. Dans le traitement des dartres, des maladies vénériennes chroniques, des affections catarrhales chroniques, l'atshme humide, les congestions lymphatiques, les scrofules, les maladies laiteuses, les suppressions menstruelles; les engorgemens du vagin et de l'utérus, les diarrhées séreuses, l'icter, les engorgemens des viscères abdominaux, les rétractions des muscles, des tendons, des tégumens, les douleurs rhumatismales, et les dépôts lymphatiques. Elles ont, outre ce, la propriété de cicatriser les anciens ulcères, et surtout les plaies d'armes à feu. Les eaux de Barrèges artificielles s'emploient ordinairement pures : on les fait prendre en commençant à la dose d'une verrée à jeun, ensuite deux, trois, enfin la bouteille entière. On recommande aux malades qui en font usage, de laisser entre chaque verrée un intervalle au moins de demi - heure, sans cela leur saveur et leur odeur nauséabonde les fatigueraient, et pourraient même les exciter à vomir ce médicament, dont les effets sont trop précieux pour être pris en vain. Il est en outre utile pendant que les malades font un usage interne de l'eau de Barrèges, de leur en administrer quelques bains généraux.

EAUX DE ST-SAUVEUR, bourg situé dans la vallée de Luce, dép. des Hautes-Pyrénées. Elles présentent à peu près les mêmes propriétés physiques, chimiques et médicinales que les eaux de Barrèges, et n'en diffèrent que par l'infériorité de leur température, qui ne va que jusqu'à $34°+0$ therm. centigr. On les administre dans les mêmes cas que ces dernières. Les eaux de Bonne, de Cautterets, de Bagnères de Luchon, d'Aix-la-Chapelle, d'Enghien, offrant les mêmes propriétés médicinales que celles de Barrèges, je me contenterai d'en indiquer les principes constituans et les propriétés physiques.

EAUX DE BONNES, petite ville à 7 lieues de Pau, département des Basses-Pyrénées.

Principes constituans. Eau commune, 20 onces ; hydrochlorate de soude, 3 grains ; sulfate de magnésie, 1 *idem ;* matière animale, 7 *idem ;* gaz hydrogène, 1/2 fois le volume de l'eau ; gaz hydrogène sulfuré, 1/2 fois le volume de l'eau.

Propriétés physiques. Limpides, un peu

fumantes, odeur sulfureuse, saveur légèrement saline, température de 26 ° à 27 ° + o therm. centigr.

EAUX D'ENGHIEN ou MONTMORENCY, petite ville à 4 lieues de Paris, département de Seine-et-Oise.

Principes constituans. Eau commune, 20 onces ; hydrochlorate de soude, 1 grain ; carbonate de magnésie, 1 *idem ;* sulfate de magnésie, 2 *idem ;* gaz hydrogène sulfuré, 1/3 le volume de l'eau.

Gaz acide carbonique, une quantité presque inappréciable.

Propriétés physiques. Odeur d'œufs pourris, saveur nauséabonde, suivie d'amertume. Sa température est de 14 ° + o therm. centigr.

MM. Deyeux, Fourcroy et de la Porte ont donné des analyses très complètes de cette eau.

EAU DE CAUTTERETS, village du départem. des Basses-Pyrénées, dans la vallée de Lavaidan.

Principes constituans. Eau commune, 20 onces ; sulfate de soude, 2 grains ; hydrochlorate de soude, 1 *idem ;* carbonate de magnésie, 1 *idem ;* gaz hydrogène sulfuré, 1/2 fois le volume de l'eau.

Propiétés physiques. Odeur et saveur sul-

(62)

fureuses; température de 22 ° à 65 ° + o therm.
centigr.

Eau de Bagnères de Luchon, bourg situé
dans la vallée de Luchon , départ. de la Haute-
Garonne.

Principes constituans. Eau commune, 20
onces ; carbonate de soude, 3 grains ; hydrochlorate de soude, 1/2 *idem ;* sulfate de soude,
1 *idem ;* gélatine animale, 2 *idem ;* gaz hydrogène sulfuré , 1/2 fois le volume de l'eau.

Propriétés physiques. Limpide, odeur sulfureuse, verdissant le sirop de violette, noircis-
sant l'argent ; température de 30 ° à 62 ° + o
therm. centigr.

Eau d'Aix-la-Chapelle, ville du ci-devant
départ. de la Roër.

Principes constituans. Eau commune, 20
onces ; hydrochlorate de Soude, 9 *idem ;* sulfate de soude, 20 *idem ;* carbonate de chaux,
3 *idem ;* — de magnésie, 2 *idem ;* matière
résineuse, 1/2 *idem ;* gaz hydrogène sulfuré,
1/2 fois le volume de l'eau ; gaz acide carbonique, très peu.

Propriétés physiques. Cette eau, dont l'analyse la plus récente est due à M. Lansberg , est
douée d'une odeur sulfureuse , d'une saveur sa-

line, légèrement alkaline ; sa température est de 36 ° à 75 ° + o therm. centigr.

Les eaux sulfureuses dont je viens d'indiquer les propriétés chimiques, physiques et médicinales, sont les plus ordinairement employées. Il en est d'autres, dont nous possédons aussi les analyses, qui peuvent être employées dans les mêmes cas avec un très grand succès ; telles que les eaux de Bade en Suisse, de Bade en Souabe, de Wisbaden en Allemagne, d'Aix au Mont-Blanc, Aqui en Italie, et qu'on sera toujours sûr de trouver à l'établissement.

EAU DE GISCIARELLI. Cette source est presque au milieu de la chaîne des volcans des champs phélégréens, à une lieue de Naples.

Principes constituans. Eau commune, 20 onces ; sulfate d'alumine, 10 grains ; — de fer, 21 *idem ;* de chaux, 14 *idem ;* gaz hydrogène carboné, 1/10 de fois le volume de l'eau ; — acide carbonique, 6 fois.

Propriétés physiques. Cette eau est mousseuse et pétillante, sa saveur âpre, acide et amère ; son odeur très peu sulfureuse.

Propriétés médicinales. Cette eau, qu'on administre à de très petites doses, coupée avec du lait, de l'eau d'orge ou de guimauve, est employée dans le traitement de la leuchorrée, du diabétès ou écoulement immodéré des urines, des dartres et de la galle. Plusieurs médecins italiens pensent qu'elle peut produire dans différentes fièvres intermittentes, les mêmes effets que le quinquina. C'est aussi l'avis du célèbre Cirillo.

EAU SULFUREUSE ALKALINE DE NAPLES.

Principes constituans. Eau commune, 20 onces; carbonate de soude, 10 grains; — de magnésie, 6 *idem;* gaz hydrogène sulfuré, 1/2 fois le volume de l'eau; gaz acide carbonique, 6 fois le volume de l'eau.

Propriétés physiques. Odeur légèrement sulfureuse; goût amer, alkalin, aigrelet et piquant; de plus cette eau est très mousseuse.

Propriétés médicinales. On l'emploie avec succès dans les maladies de la peau, surtout celles qui dépendent d'une affection ancienne du foie; dans le traitement du scorbut, des flux de ventre chroniques, et des maladies vénériennes anciennes.

EAU DE SPA DE LA GÉRONSTER, source située dans une forêt au midi de Spa.

Principes constituans. Eau commune, 20 onces; hydrochlorate de soude, 22 grains; sulfate de magnésie, 2 *idem;* carbonate de soude, 4 *idem;* — de chaux, 6 *idem;* — de fer, 1 *idem;* gaz hydrogène sulfuré, 1/2 fois le volume de l'eau ; gaz acide carbonique, 6 fois le volume de l'eau.

Propriétés physiques. Cette eau mousseuse et piquante est douée d'une odeur sulfureuse, d'un goût amer et alkalin.

Propriétés médicinales. Cette eau possède des propriétés plus actives que l'eau de Spa. Elle est dépurative, très efficace dans le traitement des pertes blanches, des gonorrhées chroniques et des maladies de la peau. Boerhaave, qui l'administra avec succès, la recommande dans les maladies que je viens d'indiquer.

EAU DE MER FACTICE.

Principes constituans. Eau commune, 10 livres ; hydrochlorate de soude, 20 onces ; — de magnésie, 4 *idem;* sulfate de chaux, 3 *idem;* — de magnésie, 6 drachmes ; — de soude, 7 *id.* matière animale, 4 *idem;* gaz acide carbonique, une quantité inappréciable.

Propriétés physiques. L'eau de mer est inodore, transparente et onctueuse ; sa saveur est salée et âcre ; sa pesanteur spécifique est à l'eau distillée, comme 10,289 à 10,000 ; sa température est variable suivant les lieux où on la puise.

Propriétés médicinales. On l'administre à l'intérieur depuis 4 onces jusqu'à 3, dans le cours de la journée, tantôt seule, tantôt étendue d'eau commune; dans ce cas elle est purgative. On l'administre extérieurement en forme de bains ou de fomentations , froides ou chaudes, à 3o ° + o therm. centigr.; on y plonge les malades, ou on les arrose par le moyen d'une éponge ; on la donne aussi en douches ; administrée à l'extérieur de ces diverses manières, elle excite le système glandulaire lymphatique, et produit des effets très avantageux dans le traitement des rhumatismes chroniques, des scrofules, et du rachitis ; Russel recommande son emploi extérieur dans le tabès glandulaire, et dans la danse de St-Gui. Currie l'a employée avec avantage dans le traitement des fièvres nerveuses contagieuses. Il la faisait jeter froide et à pleins seaux sur les malades qui en étaient atteints.

§ III. *Des eaux minérales artificielles qui ne sont pas imitées de la nature.*

Outre les différentes espèces d'eaux minérales que je fais fabriquer , suivant les analyses les plus sûres et les plus récentes que je reçois des chimistes les plus habiles de la capitale, on en trouve à mon établissement plusieurs autres qui ne sont pas imitées de la nature, et dont l'utilité et l'efficacité ne sont pas moins démontrées; telles sont les suivantes :

Eau gazeuse acidule. Cette eau ne se rencontre pas dans la nature ; elle ne contient aucun sel ; elle est le produit de l'art.

Principes constituans. Eau commune , 20 onces ; gaz acide carbonique, de 6 à 10 fois le volume de l'eau.

Propriétés physiques. Piquante et aigrelette.

Propriétés médicinales. Elle ne doit son action médicinale qu'au gaz acide carbonique qu'elle contient. On l'emploie chez les individus dont l'estomac est affaibli, soit par de longues maladies , soit par l'usage d'alimens malsains. Elle est très avantageuse dans le traitement des gastrites chroniques, surtout celles qui sont produites par l'abus des vins et des liqueurs. Elle est , outre ce , un anti - émétique précieux. On l'administre pure, ou coupée avec du lait ou des sirops , quelquefois même avec du vin, lorsqu'on la fait prendre pendant le repas.

Eau alkaline gazeuse ou Soda-water.

Principes constituans. Eau commune, 20 onces ; carbonate de soude, 3 gros ; gaz acide carbonique, 6 fois le volume de l'eau.

Propriétés physiques. Saveur piquante, alkaline.

Propriétés médicinales. Cette eau, comme l'eau gazeuse, ne se trouve point dans la nature. On peut en la fabriquant remplacer le carbonate de soude par le carbonate de potasse : dans ce cas elle prend le nom d'alkaline végétale. Généralement employée en France et en Angleterre, on la fait prendre contre l'anorexie, la gravelle, le calcul, les rhumatismes goutteux; elle jouit en un mot de propriétés dissolvantes inappréciables.

L'EAU MAGNÉSIENNE.

Principes constituans. Eau commune, 20 onces ; magnésie, 1/2 once; gaz acide carbonique, 8 à 9 fois le volume de l'eau.

Propriétés physiques. Couleur légèrement laiteuse, saveur aigrelette; très mousseuse et très pétillante.

Propriétés médicinales. L'eau magnésienne possède éminemment la propriété d'absorber les muquosités ; c'est un doux évacuant chez les femmes enceintes, les enfans; chez toutes les personnes fatiguées par des glaires, qui produisent des renvois dont la saveur acide est quelquefois très pénible. Elle peut être aussi administrée à la suite des accès de goutte ou de rhumatisme, après lesquels il est utile de débarrasser les voies digestives sans les exciter trop vivement. On peut encore la faire prendre aux personnes qui ont des dispositions à la gravelle. Les expériences que MM. Homme et Williams Brandt ont faites sur l'emploi de la magnésie dans cette circonstance, sont très favorables à ce que j'avance.

LE PETIT-LAIT MAGNÉSIEN, dans lequel la magnésie se trouve dissoute comme dans l'eau magnésienne, au moyen du gaz acide carbonique. Ses effets sont, à peu de chose près, les mêmes que ceux de l'eau magnésienne.

LE PETIT-LAIT GAZEUX.

Principes constituans. Petit-lait clarifié, 20 onces ; gaz acide carbonique, 6 fois le volume du petit-lait.

Propriétés physiques. Couleur blanchâtre, goût piquant, saveur aigrelette, odeur nulle.

Propriétés médicinales. Le petit-lait gazeux, de même que le petit-lait magnésien, est incorruptible, et peut, comme lui, se conserver plusieurs années, sans éprouver aucune altération. Il est délayant et rafraîchissant ; on l'emploie comme dépuratif. Son usage fait disparaître en peu de temps les dartres furfuracées et les boutons flegmoneux qui se développent sur la figure.

LE PETIT-LAIT PURGATIF.

Principes constituans. Petit-lait clarifié, 20 onces ; tartrite acidule de potasse soluble, depuis 1/2 once jusqu'à l'once ; gaz acide carbonique, 6 fois le volume.

Propriétés physiques. Les mêmes que celles du petit-lait gazeux, sauf un léger goût salin.

Propriétés médicinales. Le petit-lait purgatif, ainsi que son nom l'indique, a la propriété de purger. C'est un purgatif très doux, qu'on emploie d'ordinaire chez les femmes d'une foible constitution, surtout à la suite de dépôts laiteux.

LA LIMONADE GAZEUSE ACIDULE.

Principes constituans. Eau commune, 20 onces ; sucre, 4 *idem;* jus de citron, 20 grains; solution gommeuse, 2 onces; gaz acide carbonique, 6 fois le volume de l'eau.

Propriétés physiques. Mousseuse et pétillante ; piquante, sucrée et agréable ; odeur et saveur de citron.

Propriétés médicinales. Cette boisson, essentiellement anti-phlogistique, ranime l'appétit, favorise le cours des urines; son emploi a des effets précieux dans le traitement des fièvres inflammatoires, et dans les irritations des viscères abdominaux, surtout celles de l'estomac. Elle flatte par sa saveur agréable, et beaucoup de personnes en usent comme boisson d'agrément.

LA LIMONADE FERRUGINEUSE ASTRINGENTE.

Principes constituans. Ils sont les mêmes que ceux de la limonade gazeuse acidule, plus 6 grains de carbonate de fer; 4 *idem* de carbonate de soude.

Propriétés physiques. Elles sont aussi les mêmes que celles de la limonade gazeuse acidule.

Propriétés médicinales. Cette boisson est employée chez les sujets affaiblis pas de longues maladies, chez qui il est nécessaire de ranimer les forces et de donner du ton à l'estomac. Son usage est préférable à celui des autres eaux ferrugineuses, toutes les fois que les malades qui les prennent sont affaiblis par de longues maladies, et ne peuvent supporter les autres sels qu'elles contiennent. On la donne avec succès pour arrêter les pertes blanches, les écoulemens vénériens anciens ; dans le traitement des engorgemens des viscères abdominaux, et les catarrhes chroniques de la vessie.

La Limonade purgative.

Les propriétés physiques de cette boisson sont les mêmes que celles de la limonade gazeuse acidule ; ses propriétés chimiques n'en diffèrent qu'en ce qu'elle contient de plus une once de tartrite acidule de potasse soluble.

Propriétés médicinales. Cette limonade est le purgatif le plus doux et le plus agréable qu'on ait pu imaginer jusqu'à présent ; sa saveur et son odeur sont parfaites. Elle peut remplacer très avantageusement l'eau de Sedlitz, et bien plus encore les médecines noires, dont la saveur nauséanbonde répugne à tout le monde. Ce purgatif ne nécessite, pour ainsi dire, aucune préparation préalable, et n'empêche pas les personnes qui le prennent de vaquer à leurs occupations.

L'Eau hydrogénée.

Principes constituans. Eau commune, 20 onces ; gaz hydrogène, une fois à une fois et demie de son volume.

Propriétés physiques et médicinales. Cette

eau, sans saveur et presque sans odeur, est un médicament anti-spasmodique dont les heureux effets sont trop peu connus. Son action sur la circulation artérielle est assez marquée, pour ne pas laisser de doute sur l'emploi avantageux qu'on pourrait en faire dans le traitement des hémorragies en général, et surtout dans celles qui suivent les accouchemens. Pour les mêmes raisons, combien ne doit-elle pas être utile dans les maladies produites par de violentes inflammations. La matière médicale ne présente pas de médicament plus sûr que l'eau hydrogénée, pour le traitement des anévrismes, principalement ceux du cœur et des gros vaisseaux, que la main de l'opérateur le plus habile ne pourrait atteindre sans danger. Aucune boisson, en un mot, ne peut plus que l'eau hydrogénée, faciliter le traitement des anévrismes, suivant la méthode de Vasalva.

L'Eau hydrogéno-sulfurée.

Principes constituans. Eau commune, 20 onces ; gaz hydrogène, 1/2 fois le volume de l'eau, gaz hydrogène sulfuré, 1/2 fois le même volume.

Propriétés physiques. Elles sont a peu près les mêmes que celles des eaux sulfureuses. Cette eau est peu fumante, noircit l'argent; son odeur est fétide et nauséabonde ; on ne la rencontre point dans la nature, elle est le produit de l'art.

Propriétés médicinales. Prise à l'intérieur, elle remplace les eaux sulfureuses, chez les personnes dont l'estomac irrité par des maladies antérieures, ne peut supporter les sels que ces eaux contiennent. Administrée à l'extérieur en douches ou en bains, elle est très efficace contre les douleurs rhumatismales; en lotions elle est très utile dans le traitement de la galle et des ulcères dartreux.

L'EAU HYDROGÉNO-CARBONÉE.

Principes constituans. Eau commune, 20 onces; gaz hydrogène carboné, 1/2 fois le volume de l'eau. Cette eau, qui est comme les précédentes, un produit de l'art, ne diffère de l'eau hydrogénée que parce qu'elle a de plus un petit goût piquant, et s'emploie dans presque les mêmes cas.

L'EAU OXIGÉNÉE.

Principes constituans. Eau commune, 20 onces; gaz oxigène, d'une fois à une fois et demie le volume de l'eau.

Propriétés physiques. Sans saveur ni odeur, parce que la petite quantité d'oxigène qu'elle

contient, n'est pas suffisante pour y être reconnue au goût et à l'odorat,

Propriétés médicinales. Elle est excitante
et tonique ; on peut l'employer avantageusement dans l'asthme humide, l'hydropisie, le
diabétès, l'écoulement involontaire des urines ;
on donne cette eau à de très petites doses en
commençant ; ensuite, on en fait boire la bouteille entière dans le cours de la journée.

LE VIN OXIGÈNE, ROUGE OU BLANC.

Principes constituans. Vin vieux, rouge
ou blanc, 20 onces ; gaz oxigène, une fois le
volume du vin.

Propriétes physiques. L'un et l'autre de
ces vins n'éprouvent aucune altération par la
présence de l'oxigène ; ils se conservent un
temps infini : ce gaz rend seulement leur goût
un peu plus piquant, et semble les vieillir.
Lorsqu'on débouche les bouteilles où ils sont
contenus, il en sort une légère fumée.

Propriétés médicinales. Les propriétés
médicinales de ces vins sont malheureusement
trop peu connues ; je les ai administrés avec
beaucoup de succès, comme toniques, chez les
vieillards et les personnes débiles atteintes de
maladies nerveuses. Les perfections que j'ai

apportées à la fabrication de ce médicament , me font espérer qu'il sera désormais employé plus fréquemment , et que ses bons effets recevront des éloges.

L'Eau contre le goûatre.

Principes constituans. Eau distillée , 20 onces ; sirop de gomme arabique , 5 onces ; hydriodate de potasse , 2 grains ; gaz acide carbonique , 6 fois le volume de l'eau.

Propriétés physiques. Cette eau est pétillante et mousseuse , sa saveur est sucrée et très agréable , son odeur nulle.

Propriétés médicinales. Le nom que porte cette eau indique assez la maladie qu'elle est destinée à combattre. Augmenter les produits de nos établissemens , c'est augmenter les ressources de l'art de guérir. Satisfait de ma réussite dans la fabrication de l'eau magnésienne , dont j'ai conçu le premier l'idée ; car, avant moi, personne n'avait essayé de dissoudre la magnésie dans l'eau. Il y avait plus d'un an que je faisais fabriquer cette eau , lorsque les propriétaires de l'établissement du Gros-Caillou de Paris l'ont annoncée comme une de leurs nouvelles découvertes. Flatté, dis-je, du succès que j'ai obtenu dans la fabrication de l'eau magnésienne, je n'ai

pas craint d'en imaginer une autre ; et l'eau minérale artificielle contre le gouâtre a produit
des effets qui me font espérer que, lorsqu'elle
sera un peu plus connue, elle concourra aussi à
étendre la réputation de mon ésablissement.

Les propriétés de l'iode une fois connues, il
est facile de concevoir que l'eau minérale que
je viens d'indiquer, est le moyen le plus commode de l'administrer. L'hydriodate de potasse
dissout dans l'eau s'y trouve masqué par le mucilage gommeux qui y est en suspension, ce qui
joint à l'addition de 6 fois le volume de gaz acide
carbonique, prévient l'action irritante que ce
sel pourrait faire éprouver aux parois de l'estomac, quelquefois à tout le tube digestif ; on
peut, par ce moyen, faire prendre l'iode à
toutes personnes, quelle que soit la faiblesse de
leur tempérament. On administre l'eau minérale
artificielle contre le gouâtre, à la dose d'une
verrée tous les jours, pendant quelques jours ;
ensuite, deux, et puis trois, progressivement
jusqu'à quatre verrées. Alors, on n'augmente
pas davantage, et les gouâtres les plus volumineux sont guéris en très peu de temps.

Il me serait facile d'indiquer un plus grand
nombre d'analyses d'eaux minérales ; mon in-

tention n'étant pas de donner une grande extension à ce mémoire, je me suis contenté de faire
connaître celles des eaux les plus usitées. Nous
devons recevoir du ministère les analyses de
toutes les eaux de France; ces analyses doivent
être faites par une société de chimistes nommés
à cet effet. Si tôt que je les aurai reçues, je
m'empresserai de les publier et de m'y con-
former.

CHAPITRE III.

Après avoir donné quelques détails généraux sur la composition, les propriétés physiques et chimiques des eaux minérales artificielles, fabriquées d'après les analyses des naturelles, modèle que nous sommes intéressés à copier avec le plus grand soin, je me garderai bien d'entreprendre de faire leur éloge. Propriétaire d'une fabrique d'eaux minérales, mes lecteurs pourraient me dire que je n'ai écrit ce mémoire que pour vanter les produits de mon établissement. Je laisse ce soin aux malades qui le fréquentent : eux seuls savent combien méritent d'éloges et de reconnaissance les chimistes et les médecins qui sont parvenus à imiter le travail de la nature dans la composition des eaux minérales ! personne mieux qu'eux ne peut apprécier les services que la chimie et la physique ont rendus, en cette circonstance, à la société en général, et à la médecine en particulier.

A l'époque où se formèrent les premiers établissemens d'eaux minérales factices, soit que la nouveauté de cette invention parût extraordinaire, soit que l'habitude et le préjugé, et bien plus encore le peu de connaissance en chimie et en physique, empêchassent de les apprécier à leur juste valeur, les opinions sur l'efficacité de ce remède furent divisées ; mais aujourd'hui, les heureux résultats qu'on en a obtenus, les progrès rapides qu'ont faits la chimie et la physique, une heureuse expérience, ont jugé ce procès; et la plupart des médecins donnent une préférence spéciale aux eaux minérales artificielles. Je ne pense pas qu'au point où sont parvenues de nos jours les connaissances chimiques, qui ne peuvent être étrangères à personne dans un siècle où elles tiennent le premier rang parmi les sciences les plus cultivées ; je ne pense pas, dis-je, qu'il soit des hommes qui puissent croire les eaux minérales artificielles inférieures en efficacité aux naturelles ; s'il en existait, ce ne pourrait être que par un faux préjugé ou peut-être par des raisons d'intérêt dont je ne dois pas m'occuper; mais si ces lignes rencontraient quelques lecteurs ainsi abusés, je me contenterais, pour triompher de leur erreur, d'exposer sommairement sous leurs yeux les raisons qui militent victorieusement en faveur des eaux artificielles.

S'ils sont convaincus, comme je l'espère, ils reviendront d'une pareille erreur qui ravirait à la médecine moderne une de ses plus sures médications, et s'empresseront « de payer un tri-« but d'éloges justement mérités aux savans « recommandables qui ont éclairé nos opéra-« tions, et qui, par une révolution féconde en « résultats, ont fourni les moyens de donner à « quelques produits de nos laboratoires, l'exté-« rieur et les propriétés des productions natu-« relles ; et admireront, comme tant d'autres, « les procédés infaillibles qui, sous les mains « des hommes instruits, communiquent, en « quelques instans, à l'eau des propriétés qu'elle « ne semblait ne devoir acquérir qu'en traver-« sant avec les siècles les entrailles du globe. » (*M. Robert, Annales de chimie*, 1814.)

Sans parler ici des personnes riches, qui seules peuvent aller aux sources lointaines, où elles vont plus souvent encore pour trouver le plaisir que pour chercher la santé ; combien les eaux minérales artificielles ne procurent-elles pas de bienfaits à l'homme d'une fortune médiocre, au pauvre artisan, à l'homme indigent et même au riche, qui souvent à cause de sa faiblesse ou de la mauvaise saison, et même par des raisons d'intérêt ou de commerce, ne peut entreprendre un long voyage. A ces avantages réels et incontestables, il en est un grand nombre d'autres, cités dans les rapports faits sur les eaux minérales artificielles, par des membres distingués de diverses sociétés de médecine de Paris (1), de Lyon et de Londres ; tels sont les suivans :

Les influences solaires, lunaires, en un mot, toutes les variations atmosphériques, quelles qu'en soient les causes, apportent des changemens continuels et incontestables dans les eaux d'une même source, à des époques même très rapprochées, comme l'ont observé tous les chimistes qui ont voulu les analyser. De Haën est

______

(1) Je m'empresse de rapporter les noms des médecins qui ont signé ces rapports, afin de donner plus d'authenticité à ce que j'avance. Dans les rapports faits à Paris, on remarque les noms de MM. Portal, Pelletan, Fourcroy, Chaptal et Vauquelin. Dans le rapport donné par la Société de Médecine de Lyon, on lit avec plaisir les noms de MM. Gilibert père, Petetin, Petit, Parat, Martin aîné et Degaultières.

celui qui le premier a fait cette observation, et qui ensuite la fit le plus souvent remarquer.

Mille circonstances que l'on ne peut apprécier augmentent ou diminuent la quantité des sels qu'elles contiennent en dissolution, des gaz qui les saturent : des élémens différens peuvent s'y introduire accidentellement à chaque instant ; tandis que ceux qu'on y rencontrait auparavant, et dont on connaissait les propriétés *médicatrices*, en disparaissent comme par enchantement. Ces altérations naturelles peuvent y incorporer des substances dont l'action sur l'économie animale est diamétralement opposée à celle qu'on en attendait, ce qui les rend alors non-seulement inefficaces, mais encore nuisibles. Certes, il n'est à Lyon aucun médecin qui n'ait pu observer ce phénomène dans les eaux naturelles de Charbonnières, où la quantité de sels et de gaz varie prodigieusement d'une heure à l'autre, et dans lesquelles on rencontre souvent du sulfate de cuivre, qui donne lieu au ténesme et à une irritation du tube intestinal difficiles à détruire , et dont les suites peuvent quelquefois devenir funestes. Nous pouvons citer à l'appui de ce que nous avançons, un exemple dont M. Viricel, ancien chirurgien

en chef de l'Hôtel-Dieu de Lyon, a été té-
moin (1).

Depuis l'instant où les eaux minérales naturelles sont puisées, pendant le temps qui
s'écoule jusqu'à celui où on les boit, leurs gaz
s'échappent, les sels qui y étaient tenus en dissolution, semblent abandonnés de leurs affinités
mutuelles; et, une fois les sages combinaisons
de la nature détruites, les principes médicamenteux disparaissent, et, au lieu d'un médicament
précieux, il ne reste au fond du vase qu'un
amas insignifiant de terre et de sel.

Ces reproches que l'on fait aux eaux minérales naturelles, sont réels et fondés ; on peut,
pour se convaincre de cette vérité, consulter

(1) Au mois de juillet 1809, Mme D** et sa fille faisaient usage des eaux de Charbonnières, où elles avaient
momentanément fixé leur séjour. Ces dames se trou-
vèrent très bien l'une et l'autre de l'usage des eaux,
pendant l'espace de trois semaines, au bout desquelles
elles furent prises d'une irritation gastrique insupportable, irritation qui s'étendit successivement dans tout
le tube intestinal; le ténesme et le flux de sang ne tar-
dèrent pas à en être la suite : c'est alors que ces dames
allèrent trouver M. Viricel, qui connut aussitôt la cause
de cette affection, les ramena promptement à la santé
par l'usage des mucilagineux, du lait et des anti-spasmodiques, etc.

les ouvrages d'un grand nombre de chimistes
qui en ont fait une étude spéciale; on peut
voir entre autres les observations sur les eaux
minérales de France, par Duclos; le Diction-
naire de chimie de Maquer, les Elémens de
pharmacie de Baume, Duchanois, etc. Aucun
de tous ces inconvéniens ne se découvre dans
les eaux minérales que nous fabriquons aujourd'hui avec tant de soin et de perfection;
l'influence atmosphérique ne peut les altérer,
aussi bien que le temps et le transport; tout
a été sagement prévu et combiné. Leurs principes constituans se trouvent toujours dans les
proportions qu'ils doivent avoir : on sait en dis-
traire ceux dont l'action nuisible est connue,
comme y accroître au besoin, selon l'ordre des
médecins, d'après l'âge, les forces et le tempérament de ceux qui en usent, les principes
médicamenteux dont les heureux effets sont appréciés. C'est ainsi qu'elles sont constamment
préservées des substances nuisibles, dont aucune
espèce d'eau naturelle ne peut être exempte,
nous l'avons déjà prouvé plus haut (1). De même

(1) On peut encore consulter à ce sujet les rapports
faits en différens temps par les membres de l'Institut,
préposés à l'inspection des eaux minérales artificielles.

qu'on peut faire prédominer dans les eaux minérales artificielles, tel ou tel principe avantageux, on peut, à l'aide de machines et de puissances ingénieusement employées, augmenter ou diminuer la quantité de gaz qu'elles contiennent.

Indépendamment de tout ce que j'ai pu dire pour prouver que si les eaux minérales artificielles ne sont pas supérieures à celles produites par la nature, je crois pouvoir avancer avec sécurité qu'elles leur sont au moins égales en tout; laissant à des juges plus sévères et plus instruits le droit de décider cette question.

§ I. *Observations générales sur l'état chimique des diverses substances qui entrent dans la composition des eaux minérales.*

Après avoir indiqué les différens corps qui composent les eaux minérales, il me paraît utile de chercher à faire connaître l'état chimique de ces mêmes corps. Parmi ces corps, ceux qu'on y rencontre le plus souvent sont :

Les acides carbonique, hydro-sulfurique (hydrogène sulfuré), les sulfates de soude, de chaux et de magnésie ; les hydrochlorates de soude, de chaux et de magnésie ; les sous - carbonates de soude, de chaux, de magnésie et de fer, une matière végéto-animale.

Les substances suivantes s'y rencontrent aussi, mais plus rarement. Les gaz oxigène et azote ; les acides borique, sulfureux, sulfurique et nitrique ; les oxides de sodium et de silicium ; les sulfates d'ammoniaque, de potasse, de cuivre et de manganèse ; les nitrates de potasse, de chaux et de magnésie ; les hydrochlorates de potasse, d'ammoniaque, d'alumine, de manganèse et de baryte ; le phosphate d'alumine ; le fluate de chaux ; les sous-carbonates de potasse, d'ammoniaque, d'alumine, de strontiane et de manganèse ; le sous-borate de soude ; les hydro-sulfates simples ou sulfurés de soude et de chaux ; enfin, depuis peu on y a découvert l'hydriodate de potasse.

Bien que toutes les substances que je viens d'énumérer puissent entrer dans la composition des eaux minérales, il serait impossible d'en composer une qui les contînt toutes. La nature elle-même ne peut pas présenter d'exemple d'une pareille réunion, non-seulement parce qu'il est impossible que ces corps se trouvent rassemblés dans un même lieu, et en contact avec le liquide dissolvant, mais parce qu'un grand nombre d'entre eux se décomposeraient naturellement par le seul effet de leur réunion. Pour bien concevoir ce fait, il faut se rappeler la grande loi chimique dont la connaissance est due à Berthollet : « que toutes les fois que deux sels so-« lubles se trouvent en contact dans l'eau, et « que par l'échange de leurs bases il peut ré-« sulter un sel soluble et un sel insoluble , il « y a décomposition. » C'est ainsi que l'hydro-chlorate de chaux ne peut exister dans une eau minérale, en même temps que le sous-carbonate de soude. La loi des affinités nous ferait encore connaître bien d'autres causes de décomposition ; ainsi , l'oxigène décomposerait l'hydrogène sulfuré , l'oxide de sodium décomposerait tous les sels terreux et métalliques ; l'acide sulfurique décomposerait le sous-borate de soude, etc. etc.

Passons en revue les diverses substances que nous venons d'énumérer, et voyons quelle loi préside à leur solution dans l'eau.

1.° Les substances gazeuses, telles que l'oxigène, l'azote et l'acide carbonique , sont plutôt mélangées à l'eau que dans un état de solution complète. Aussi, par leur force élastique, tendent-elles continuellement à s'échapper de l'eau en état de liberté : c'est pour cette raison que les eaux naturelles ne contiennent qu'un petit volume de ces gaz , en comparaison de celui, beaucóup plus considérable , qu'une pression mécanique peut introduire dans les eaux artificielles.

Le gaz acide sulfureux , étant beaucoup plus soluble que les précédens, pourrait se trouver en assez grande quantité dans les eaux soumises à la seule pression atmosphérique ; mais ce gaz, par son contact avec l'air des eaux qui la contiennent, passe à l'état d'acide sulfurique.

Le gaz hydrogène sulfuré, quoique moins soluble que le précédent , peut cependant se dissoudre dans l'eau en quantité notable. Au reste, d'après les travaux récens de MM. Anglada et Lonchamp, il est certain que ce gaz se trouve à l'état libre dans les eaux minérales bien moins communément qu'on ne le pense , et qu'il y est souvent combiné, avec la soude ou la chaux, à l'état d'hydrosulfate simple et d'hydrosulfate sulfuré. Dans l'eau de Barrèges, par exemple , ce fait a été constaté.

2.º Les acides sulfurique, hydrochlorique et nitrique peuvent se dissoudre en grande proportion dans l'eau.

L'acide borique ne peut se trouver en dissolution que dans les eaux chaudes, n'étant pas soluble dans l'eau froide. Aussi les lacs de l'Italie où on le trouve présentent - ils une température plus élevée que celle de l'atmosphère.

3.º La soude ou oxide de sodium qui se trouve quelquefois à l'état caustique dans les eaux minérales, ne se conserve pas long-temps ainsi : à peine en contact avec l'air, elle en absorbe le gaz acide carbonique, et passe à l'état de sous-carbonate de soude.

La silice ou oxide de silicium se trouve dans beaucoup d'eaux minérales; cependant c'est un corps extrêmement insoluble. On ne peut concevoir sa présence dans ces eaux, que par son état de division extrême qui l'y fait rester en suspension, ou parce qu'elle s'y trouve dissoute au moyen de la soude ou de la potasse. Mais dans les eaux où ces alkalis n'existent pas, il n'y faut considérer la silice que comme en suspension.

4.º Les sels solubles peuvent se trouver dissous en assez grande abondance dans les eaux minérales : tels sont les sulfates de magnésie dans les eaux d'Epsum, l'hydrochlorate de soude dans les eaux de la mer et des fontaines salées. En général, mettant à part les lois de décomposition dont j'ai déjà parlé, ces sels nous présentent peu d'observations à faire relativement à leur présence dans les eaux minérales ; ceux qui présentent quelques particularités, sont les suivans :

Le proto-sulfate de fer qui, par le contact de l'air, devient insoluble et se précipite sous forme d'une poudre couleur de rouille, ce qui arrive aux eaux de Passy auxquelles on donne le nom d'eaux épurées, lorsqu'elles ont été exposées pendant quelque temps au contact avec l'air. Dans ces eaux, le carbonate de fer se précipite à mesure que l'acide carbonique se dégage, et le proto-sulfate passe à l'état de tritosulfate.

Les hydrosulfates de soude et de chaux se décomposent par le contact de l'air. Alors, il y a absorption d'oxigène, formation d'hyposulfates et dégagement de gaz acide hydrosulfurique. Outre ces produits, les hydrosulfates sulfurés laissent précipiter du soufre au moment de leur décomposition.

5.º Quant aux sels insolubles, leur insolubilité n'est jamais absolue, elle n'est que relative. Ainsi, les sulfates de chaux, fluates de chaux, etc., quoique insolubles, se trouvent cependant dans les eaux, il est vrai en très petites quantités.

Les carbonates insolubles, tels que ceux de chaux, de fer, etc., sont tenus en solution dans les eaux au moyen de l'acide carbonique. Aussi, à mesure que cet acide se dégage, les sels reprennent leur insolubilité première, et se précipitent.

6.º La matière végéto-animale contenue dans les eaux minérales, a, jusqu'à ce jour, été regardée comme de la gélatine ; elle diffère cependant beaucoup de cette substance par ses propriétés, suivant les observations de M. Longchamp. Il a donné le nom de barrégine à celle qui se trouve dans les eaux de Barrèges.

Je passerai maintenant à l'étude chimique des substances des vapeurs.

§ II. *Considérations générales sur l'état chimique des différentes substances qui composent les vapeurs.*

Le mot vapeur, considéré comme représentant un agent thérapeutique, ne s'applique pas seulement aux particules des liquides volatilisés par le calorique : on l'applique encore, dans ce cas, aux gaz et aux parties de corps solides tenues en suspension dans l'air ou dans la vapeur d'un liquide par l'effet de la chaleur.

D'après cette définition, nous pouvons rapporter les vapeurs à cinq classes principales : 1.º les vapeurs simples ou liquides gazéiformes; 2.º les gaz simples; 3.º les corps solides gazéiformes; 4.º les vapeurs chargées de principes des corps solides; 5.º enfin, les gaz chargés des particules des corps solides. -

1.º La plupart des liquides, par une augmentation de température, passent avec facilité à l'état de vapeurs; d'autres enfin,, tels que les huiles fixes, se décomposent avant d'arriver au degré de chaleur nécessaire pour les vaporiser.

Toutes les vapeurs, par un degré de température, ou par l'effet d'une pression plus forte que celle de l'atmosphère, reprennent leur état de liquidité. Il est donc nécessaire, pour leur empêcher de se résoudre en liquide, que les parois du vase où on les fait pénétrer, ainsi que l'air qui y est renfermé, soient assez échauffés pour ne pas refroidir les vapeurs qui se trouvent en contact avec eux.

La vapeur d'eau est celle dont on fait le plus fréquemment usage; viennent ensuite les vapeurs spiritueuses, telles que celles d'alcohol et des différens ethers. L'acide acétique ou vinaigre est encore très souvent employé; mais ce n'est là qu'une bien petite partie des liquides dont on peut faire , sous cette forme, une application heureuse à l'art de guérir. Ce moyen thérapeutique est un vaste champ ouvert aux investigations de la médecine expérimentale; aussi l'on pourrait employer, sous forme de vapeurs et probablement avec succès, les differens acides , les bitumes liquides, tels que les huiles de pétrole; les huiles essentielles, par exemple, celle de térébenthine, etc.

2.° Tous les gaz peuvent être mis en contact avec la surface du corps, et y agir, soit par une excitation ou une sédation à la peau, soit par leur absorption.

Jusqu'à présent , il n'y a guère que le gaz hydrogène sulfuré et le gaz acide sulfureux qui aient été employés sous cette forme ; d'autres possèdent des propriétés assez actives pour être employés de cette manière. Parmi ces corps, ceux qu'on pourrait employer avec avantage sont l'oxigène, l'hydrogène carboné, sulfuré ou arseniqué ; l'acide carbonique, le chlore, l'ammoniaque , l'oxide d'azote, l'acide nitreux, etc.

Dans l'emploi du gaz hydrogène sulfuré , il faut observer qu'il ne doit pas rester long-temps en contact avec l'air : l'oxigène de celui-ci le décompose, il y a formation d'eau et d'acide hypo-sulfureux ou sulfureux.

Pour obtenir du gaz acide sulfureux, il faut que le soufre brûle avec le contact de l'air, dans des vaisseaux clos, sans cela on n'obtiendrait que de la vapeur de soufre non combinée avec l'oxigène.

3.º Lorsque le calorique s'accumule entre les mollécules des corps solides, les uns passent de cet état à l'état liquide, d'autres à l'état gazeux; mais dès qu'il y a soustraction de chaleur, ils reprennent tous leur état primitif, avec cette dif-férence, que les derniers étant plus divisés, se sont élevés à la partie supérieure du vase qui les contenait; et là, trouvant moins de chaleur, ils se sont solidifiés en prenant peu à peu une forme cristalline : c'est là ce qui constitue la théorie de la sublimation.

Plusieurs corps solides sont employés sous cette forme : ce sont le soufre, le sulfure de mercure (cinabre), le proto et le deuto-chlorure de ce métal, et un petit nombre d'autres. On pourrait employer de la même manière, et sans doute avec beaucoup d'avantage, plusieurs autres corps qui peuvent se volatiliser par la chaleur : tels sont l'iode, l'arsenic métallique, l'hydrochlorate d'ammoniaque, l'acide borique, le carbonate d'ammoniaque, le camphre, etc.

4.º Dans cette classe se trouvent les vapeurs chargées de principes végétaux et animaux.

La vapeur d'eau, en passant au travers des plantes, les ramollit d'abord, puis dissout une partie de leurs principes volatils qu'elle entraîne avec elle. Dans les plantes aromatiques, ces principes sont en général des huiles essentielles. Quelques autres, comme le mélilotus officinalis, contiennent de l'acide benzoïque qui peut être entraîné par la vapeur.

On n'a pu encore reconnaître si les vapeurs aqueuses, chargées des principes des plantes solanées et autres analogues par leurs propriétés, contenaient les nouveaux alkalis découverts dans ces plantes, alkalis auxquels elles doivent leurs propriétés narcotiques. Cependant on est certain que ces vapeurs participent des propriétés des plantes avec lesquelles on les a mises en contact, lesquelles même y sont très actives, ainsi que l'a remarqué Hufeland, qui les a employées avec un grand succès.

Quant aux principes amers et astringens, ils ne paraissent pas susceptibles d'être entraînés par les vapeurs aqueuses ; au moins s'ils le sont, est-ce en très petite quantité, ainsi qu'on peut s'en convaincre par le peu de propriétés que possèdent les eaux distillées de plantin et de chardon béni.

5.º Cette cinquième classe renferme les vapeurs sèches, produites par la combustion des corps organisés.

Pour former ces vapeurs, on projette les plantes sur une plaque rougie au feu ; aussitôt il y a décomposition ; une partie de la plante se réduit en eau et acide acétique qui se vaporisent, en acide carbonique, en oxide de carbone et en hydrogène carboné. Ces substances gazeuses entraînent avec elles la fumée, qui est composée de carbone très divisé, d'huile empyreumatique et de vapeur aqueuse. De plus, les parties de la plante non atteintes encore par le feu, se trouvant en rapport immédiat avec les substances gazeuses que nous venons d'énumérer, cèdent une portion de leurs principes volatils, lesquels sont entraînés en même temps que les autres substances. Si, au lieu de plantes, on a employé des matières animales, on aura un produit de plus de l'ammoniaque. Il résulte de tout cela une médication très compliquée ; complication qui augmente encore, lorsqu'on

BIBLIOTHEQUE ROYALE

soumet à l'action du feu des baumes ou autres substances contenant de l'acide benzoïque. Il en est de même pour le succin qui fournit un principe volatil, l'acide succinique.

Toutefois, l'ensemble de ces matières volatiles produit une médication excitante, très utile dans une foule de cas.

On pourrait encore entrer dans beaucoup d'autres considérations chimiques touchant les vapeurs ; mais le peu d'étendue de ce mémoire ne me permet que de présenter les traits les plus caractéristiques.

CHAPITRE IV.

RÉFLEXIONS GÉNÉRALES SUR L'ACTION MÉDICALE DES SUBSTANCES QUI ENTRENT DANS LA COMPOSITION DES EAUX MINÉRALES ET DES VAPEURS ARTIFICIELLES.

« L'esprit d'analyse est le génie des sciences;
« lui seul répand la lumière sur les routes diffi-
« ciles qui conduisent à la vérité. De toutes les
« branches des connaissances humaines, la mé-
« decine fut peut-être la dernière à se saisir de
« son flambeau ; mais à peine la méthode ana-
« lytique fut-elle introduite dans sa philosophie,
« qu'un nouveau jour sembla se lever pour elle,
« et l'éclat de ses rayons éclipsa pour jamais
« les fausses lueurs de tous les vains systèmes
« qui l'avaient précédée. Dégagée enfin des en-
« traves d'une doctrine surannée , cette belle
« science voit s'ouvrir devant elle une carrière
« plus vaste et plus brillante. Son essor, fruit
« des travaux des Barthez, des Bichat et des Ca-
« banis, se développe , s'agrandit chaque jour,

« tandis que les progrès de toutes les sciences
« naturelles semblent à l'envi aplanir sa route,
« assurer sa marche et lui préparer de nouveaux
« succès (1). »

Pénétré de cet esprit d'analyse, dont M. Cap
fait si bien sentir la nécessité et l'utilité, dans
son mémoire dont il ne m'appartient pas de faire
l'éloge (il en a reçu de trop brillans pour que
je me permette d'y joindre les miens), j'ai, pour
rendre cet opuscule aussi intelligible qu'il a été
en mon pouvoir, adopté la méthode analytique,
dont son mémoire m'a fourni les bases. Heureux
si j'ai pu atteindre le but que je me suis proposé.

Aussi je pense qu'après avoir parlé de l'état
chimique des diverses substances qui entrent
dans la composition des eaux minérales et des vapeurs, il est à propos d'indiquer succinctement
la manière d'agir de ces mêmes substances sur
l'économie animale.

Parmi ces substances, les unes agissent par
les voies digestives, ce sont celles des eaux minérales potables ; d'autres agissent par les voies
de l'absorption, ce sont celles contenues dans les

(1) M. Cap, mémoire qui a obtenu une médaille
d'or, décernée par la faculté de médecine de Paris.
Séance du 20 février 1821.

bains minéraux et dans les vapeurs. Les unes et les autres ont dans leur action des effets primitifs et des effets secondaires.

  1.° Dans les eaux minérales potables nous avons à considérer les sels et les gaz. Je ne parlerai pas ici de leur calorique, vu que je ne m'occupe que des eaux minérales artificielles, et que ces dernières sont presque toujours bues froides.

Les sels ingérés dans l'estomac au moyen du liquide minéralisé, agissent tous primitivement sur ce viscère, ensuite sur un ou plusieurs autres, et quelquefois sur des appareils entiers de l'organisation. Ainsi, les sulfates de soude, de magnésie, indépendamment de leur action première sur l'estomac, excitent la muqueuse du tube intestinal dans sa partie inférieure. Les sulfates de fer, d'alumine, semblent porter leur action secondaire sur les appareils de la circulation du sang et de la lymphe ; les carbonates et les nitrates de potasse paraissent diriger cette action secondaire sur les voies urinaires, et les sulfures de potasse et de soude, sur les appareils de la transpiration et le système dermoïde en général.

Depuis long-temps on avait cherché à appré-

cier les effets médicaux des différens sels contenus dans les eaux minérales , mais non ceux de
leur gaz. Jusqu'à ce jour, aucun traité de matière médicale et de toxicologie n'en avait fait
mention. C'était sans doute un grand point ,
que d'être parvenu, au moyen de mécanismes
ingénieux, à mêler à l'eau des quantités considérables de gaz ; mais il fallait aussi connaître
le point où une trop grande quantité de ces gaz
pouvait devenir nuisible. Ayant en mon pouvoir
des instrumens surs au moyen desquels j'ai pu
calculer, d'une manière exacte, les quantités de
gaz comprimés dans les diverses espèces d'eaux,
et indépendamment des observations qu'a pu
me fournir l'administration de mon établissement, j'ai fait des expériences physiologiques
à leur sujet. Je ne pense pas que ce soit ici le
lieu de les citer : je me contenterai d'en faire
connaître les résultats, ce mémoire n'ayant pas
pour but la physiologie expérimentale.

Les gaz , comme les sels contenus dans les
eaux minérales, sont doués d'une action primitive et d'une action secondaire.

Le gaz acide carbonique dissout dans l'eau de
cinq à six fois le volume de cette dernière, titille
légèrement les parois de l'estomac, augmente

sensiblement l'appétit, action primitive; augmente aussi les sécrétions urinaires, action secondaire sur l'appareil urinaire.

De sept à huit fois le volume de l'eau, son action primitive s'étend sur tout l'appareil digestif : l'appétit est considérablement accru, et son action seconde sur les voies urinaires, devient très grande. De sept à huit fois le volume de l'eau, son action sur l'estomac est plus concentrée : c'est à cet état que l'eau gazeuse est plus propre à calmer la soif et à empêcher les vomissemens. Lorsque ce gaz est comprimé dans l'eau de huit à dix fois le volume, il agit comme tonique excitant, et ses effets sur tous les viscères abdominaux deviennent plus marqués et plus généraux; c'est alors qu'il excite la circulation abdominale, et qu'il agit comme dissolvant et désobstruant, soit par une action secondaire sur la circulation abdominale, soit sur la circulation lymphatique; c'est alors que l'eau gazeuse peut être dirigée, avec le plus grand succès, contre les engorgemens abdominaux et les inflammations chroniques des viscères de cette cavité. Ce gaz, de douze à quinze fois le volume de l'eau, devient irritant d'une manière générale; son action primitive sur l'es-

tomac réagit simpathiquement sur l'organe cé-
rébral ; et, dans ce cas, il ne pourrait être administré sans inconvénient que comme médicament perturbateur. De treize à quatorze fois
le volume, l'eau qui le contient n'est plus po-
table ; elle devient d'une acidité insupportable,
produit la dysurie et le ténesme ; à ce point, on
ne peut plus la considérer comme médicament.

J'ai observé, dans les mêmes expériences, que
le gaz oxigène, à une fois, une fois et demie le
volume de l'eau, après avoir porté sur l'estomac
son action primitive essentiellement tonique, ex-
citait légèrement, par son action secondaire, les
muqueuses bronchiques et pulmonaires, acti-
vait la respiration et la circulation; que ses effets
excitans s'étendaient aussi sur les muqueuses
intestinales, activaient l'action de leurs absorbans;
qu'à deux fois le volume de l'eau, ce gaz diminuait excessivement le cours des urines, et que
de trois à quatre, il acquérait des propriétés ir-
ritantes tellement fortes, qu'il n'était plus possible de le supporter.

J'ai appris, par ces mêmes expériences, que
le gaz hydrogène, après avoir fait éprouver à
l'estomac son action primitive, agit secondaire-
ment sur le système nerveux et l'appareil de la

circulation, que ses propriétés anti-spasmodiques sont très marquées sur le système nerveux , et qu'il ralentit la circulation d'une manière très appréciable , par les battemens du pouls; qu'à trois fois, trois fois et demie le volume , cette propriété anti-spasmodique est tellement augmentée , que les fonctions digestives en sont interrompues; que le sommeil en est le résultat toujours certain, et qu'à quatre fois le volume l'eau qui le contient donne lieu aux symptômes de la léthargie.

Enfin, les résultats que ces expériences m'ont fournis sur le gaz hygrogène sulfuré sont les suivans :

Ce gaz est un poison très actif , dont l'absorption se fait avec une promptitude extraordinaire, aussitôt qu'il est en rapport avec les muqueuses, soit stomachiques, soit intestinales , indépendamment de son action délétère primitive sur les surfaces muqueuses, avec lesquelles il est en contact; promptement apporté dans le torrent de la circulation, il donne subitement lieu, d'une manière secondaire, à des congestions, soit pulmonaires , soit cérébrales. Deux pouces cubes de gaz hydrogène sulfuré , injectés dans l'estomac d'un chien, le font périr en peu

de temps ; une quantité moindre de ce gaz in-
jecté dans le système veineux, produit le même
effet. J'ai vu à l'école d'Alfort injecter dans le
rectum d'un fort cheval, à peu près deux litres
de gaz gydrogène sulfuré. L'animal est mort
demi-heure après. Ces expériences viennent à
l'appui des travaux de MM. Anglada et Longchamp, qui tendent à prouver que l'hydrogène
sulfuré ne peut pas se trouver à l'état libre dans
les eaux minérales, soit naturelles, soit artificielles, et qu'il ne peut y exister que combiné
avec les sels de soude, de potasse et de chaux,
à l'état d'hydro-sulfate simple ou d'hydro-sulfate sulfuré. Quoiqu'il est, d'après ce, prouvé
que ce gaz ne peut pas exister à l'état libre
dans les eaux minérales, il ne s'y trouve pas
moins à des degrés différens, ce que nous constatent les analyses de ces eaux qui en fournissent des quantités plus ou moins grandes les
unes que les autres, et c'est la combinaison de
ce gaz avec les sels de soude, de chaux et de
potasse, qui leur donne les propriétés diapho-
rétiques dont ils sont doués ; propriétés qui
augmentent en raison de la quantité de ce
gaz. Cependant lorsque cette quantité est trop
grande, n'étant pas alors entièrement absorbé

par les sels avec lesquels il est en rapport, ses propriétés morbifiques se font alors connaître, il commence à provoquer des vomissemens; c'est à trois fois le volume de l'eau qu'il produit cet effet. Il est pourtant un moyen de prendre l'eau minérale saturée à trois fois le volume de gaz hydrogène sulfuré, et même un peu au-dessus, et c'est la nature qui nous l'indique, témoins les eaux naturelles de Naples et de Spa de la Géronster, où elle combine admirablement une grande quantité de gaz hydrogène sulfuré avec le gaz acide carbonique, à cinq et à six fois le volume de l'eau.

Il serait à désirer que les médecins qui sont dans le cas de prescrire les eaux hydrogéno-sulfureuses artificielles, exigeassent toujours qu'elles fussent toutes, comme celles de Naples et de Spa de la Géronster, saturées, en sus du gaz hydrogène sulfuré qu'elles doivent conte-nir d'après leur analyse, de cinq à six fois leur volume de gaz acide carbonique. Les ma-lades en retireraient de très grands avantages, soit parce que les eaux sulfureuses ainsi char-gées de gaz acide carbonique, rendues par lui aigrelettes et piquantes, deviennent plus agréa-bles à boire; soit que ce gaz masque leur saveur

nauséabonde et les rende plus faciles à être di-
gérées; soit que, combiné avec le gaz hydrogène
sulfuré, il en détruise les propriétés nuisibles.
Tous ces avantages ne sont pas les seuls qu'on
peut retirer de l'addition du gaz acide carbonique, dans la fabrication des eaux sulfureuses
artificielles; il faut encore tenir compte de la
guérison plus prompte que procure le mélange
de ces deux gaz, mélange que l'on ne peut ad-
mettre dans les eaux minérales sulfureuses naturelles en général.

Si les observations que j'ai recueillies à cet
égard pouvaient servir d'appui à ce que j'avance,
je serais dans le cas de citer un grand nombre de
personnes atteintes de maladies cutanées de différentes espèces, à qui j'ai administré les eaux
d'Aix et de Barrèges, saturées à deux fois le
volume de gaz hydrogène sulfuré et à cinq de
gaz acide carbonique, chez lesquelles j'ai obtenu, dans un temps donné, une guérison bien
plus prompte que chez d'autres qui se trou-
vaient dans le même cas, auxquelles je faisais
prendre ces eaux chargées d'hydrogène sulfuré
seulement. Cette augmentation curative de l'eau
hydro-sulfurée a-t-elle lieu seulement parce que
les malades peuvent supporter, par ce moyen,

une plus grande quantité de gaz hydrogène sulfuré, ou faut-il l'attribuer à une combinaison
de ces deux gaz, que nos connaissances chimiques et physiologiques ne permettent pas encore d'apprécier ?

Je pense qu'il peut en être de cette combinaison comme de celle qui a lieu entre l'eau
minérale et les sels qui y sont dissous, et de
celle qui a lieu entre les sels, les gaz et l'eau
elle-même. Ces actions combinées, que le chimiste ne peut pas prendre sur le fait, n'en sont
pas moins d'une existence irrévocable : l'expérience seule nous apprend à en apprécier les
heureux résultats. C'est ainsi que des sels, dissous simplement dans l'eau commune, ont peu
ou point d'action, en acquièrent une très grande
par la combinaison de cette eau avec les gaz.
C'est par cette raison que les sulfates de soude
et de magnésie prennent une action bien plus
purgative par l'addition du gaz acide carbonique à l'eau dans laquelle ils sont dissous ; par
cette même raison encore, les sous-carbonates
de fer, passant à l'état de carbonate, au moyen
du gaz acide carbonique dissout de huit à neuf
fois le volume de l'eau où ils sont contenus,
acquièrent des propriétés beaucoup plus actives,

deviennent éminemment fébrifuges. Tout le monde sait que, par ce moyen, on parvient à arrêter le progrès des fièvres intermittentes, bien qu'elles aient quelquefois résisté aux précieux effets du quinquina. C'est en lisant l'ouvrage d'un médecin de cette ville, dont on ne saurait trop admirer la sage logique médicale, que j'ai appris moi-même à apprécier ces belles combinaisons chimiques, dont tous les composés pharmaceutiques nous offrent à chaque instant des exemples sans nombre, et l'auteur de cet ouvrage, pour faire prévoir le but de leur médication, cherche philosophiquement à détruire les doutes qu'elles peuvent faire naître.

« La connaissance des principes chimiques,
« dont chaque substance est composée, celle de
« ses affinités particulières, les doctrines phar-
« maceutiques sont les principaux moyens pour
« résoudre ce problème thérapeutique ; appli-
« qués avec art à la question, ces moyens en
« dégagent l'inconnu, qu'on a intérêt de dé-
« couvrir.

« Mais les choses ne se passent pas toujours
« avec cette évidence, et pour procéder ici du
« simple au composé, je parlerai d'abord d'un
« effet singulier à peine observé, quoiqu'il ar-

« rive tous les jours : c'est l'accroissement d'ac-
« tivité de certaines substances, quand elles
« sont mêlées à l'eau dans certaines proportions.
« Ce liquide, loin d'énerver leur vertu, comme
« on est d'abord porté à le croire, ne fait que
« la développer. Serait-ce en délayant le prin-
« cipe actif, en le rendant plus pénétrant, en
« le faisant arriver, par un véhicule plus subtil,
« à un plus grand nombre de parties et de tissus,
« auxquels il ne parviendrait pas sans cette cir-
« constance ? » (1)

Si l'eau seule suffit pour augmenter l'action
des principes médicamenteux des substances
qu'elle tient en dissolution, combien cette action
ne doit-elle pas être accrue, lorsqu'elle est imprégnée par les gaz qui, interposés entre ses
molécules, en font un véhicule plus léger, plus
subtil et bien plus facile à être absorbé par les
tissus avec lesquels elle est mise en contact.

2.º Les substances contenues dans les bains
et les douches d'eaux minérales et les vapeurs,
n'agissent plus de la même manière que dans
les eaux minérales potables : leur médication
s'opère par la voie de l'absorption cutanée.

(1) M. le docteur Sainte-Marie, nouveau Formulaire
médical pharmaceutique.

Les sels dissous dans les eaux, mis en contact avec toute la surface du corps immergé dans le bain , ont une action primitive sur la peau qui, la première , est en rapport avec eux ; il en est de même des gaz et de toutes les substances susceptibles d'être vaporisées , dont est entouré le malade placé dans un bain de vapeurs. L'action primitive que font éprouver à la peau ces différens corps, varie suivant les propriétés physiques , chimiques et médicales qui leur sont propres ; les uns agissent en détergeant cet organe, l'eau elle-même et la vapeur aqueuse; d'autres sont émolliens, les substances végétales et animales mucilagineuses; d'autres sont narcotiques, les vapeurs des plantes solanées; d'autres sont excitans, les sels, les gaz, les acides et les alkalis : leur excitation est rendue plus forte, si, à leur effet chimique, on joint l'action physique des frictions du massage, de la flagellation, de la douche dont on peut, comme je l'ai dit plus haut, varier à l'infini la forme et la force : joint à cela, dans les uns et les autres cas, l'effet du calorique dont sont imprégnées et les eaux et les vapeurs.

Le calorique des bains minéraux et des vapeurs humides, assouplit d'abord la peau, la

resserre ensuite , la rougit et la gonfle sensiblement par la dilatation des capillaires qui parcourent son tissu , et facilite l'absorption des
substances médicales contenues , soit dans les
eaux, soit dans les vapeurs. Il faut éviter que
la température des eaux et des vapeurs devienne
trop élevée, il s'ensuivrait une action consécu-
tive sur le système sanguin , dont les effets
pourraient devenir funestes. C'est principalement dans l'application des vapeurs sèches qu'il
faut y avoir égard ; l'action de leur chaleur est
trop vive et trop prompte ; après avoir excité
vivement la peau, elle agit si promptement et
d'une manière si active , qu'elle ne tarde pas à
donner lieu à des congestions cérébrales et pulmonaires. Le terme moyen de la chaleur des
bains en général, varie depuis 35 ° + o jusqu'à
40 ° + o therm. cent., et son plus haut degré
depuis 40 ° + o jusqu'à 50 ° + o therm. cent.

Si, dans l'application des bains, le calorique
a des effets prononcés, le froid a aussi les siens.
Son premier effet est général, c'est le frisson ;
il est immédiatement suivi d'une contraction
spasmodique de la peau, effets primitifs. Ses
effets secondaires sont un tremblement convul-
sif, un sentiment de malaise , le resserrement, la

concentration du pouls et son irrégularité. Ces symptômes ne sont pas permanens si l'immersion est continuée ; les forces vitales ne tardent pas à réagir, la peau devient rouge, et le mouvement de la circulation, qui semblait s'être ralenti, revient à son état naturel et s'accélère. C'est alors qu'il faut sortir du bain , sans quoi, le tremblement et les frissons reparaissent, et l'on ressent un engourdissement général, qui pourrait être suivi de symptômes tétaniques.

Le terme moyen du bain froid est de 16 ° à 19 ° + o therm. centigr.

L'action du calorique dans les vapeurs est en général la même que dans les eaux minérales ; dans l'un et dans l'autre cas il excite la peau , et facilite l'absorption des substances que ces véhicules mettent en rapport avec elle.

Les corps contenus dans les eaux minérales des bains et dans les vapeurs, ont, en outre de leurs effets primitifs sur la peau, des effets secondaires sur les divers autres organes, et même sur des appareils entiers d'organes vers lesquels ils sont entraînés par l'absorption.

L'eau des bains, ainsi que celle des vapeurs condensées sur la surface du corps, pénètre la peau sous forme de liquide aussi bien que sous forme de vapeurs, et les substances médicales qui y sont tenues en dissolution, sont apportées avec elles et par la même voie, vers les parties sur lesquelles elles peuvent avoir une action particulière.

Sans nous occuper ici des anomalies pathologiques de l'absorption, dans lesquelles la faculté d'absorber est si active, que, tournant son action contre la substance même des corps vivans, elle la désorganise avec une promptitude incroyable. La faculté absorbante des lymphatiques qui parcourent le tissu de la peau, est suffisamment prouvée par une multitude de phénomènes observés par tous les médecins physiologistes. Les expériences de Meckel, Werner, Hewson, Hunter, Clare, de MM. Magendie et Chaussier, ont suffisamment démontré les divers faits de l'absorption pour qu'on puisse la révoquer en doute.

Qui peut douter, par exemple, que le mercure ne soit absorbé dans le traitement des maladies vénériennes par le bain minéral mercuriel de Husson; que l'hydro-sulfure de potasse ne le soit dans le traitement de la gale par le bain hydro-sulfureux de Jadelot ?

Tout le monde sait que les urines contractent

l'odeur de la térébenthine, lorsqu'une partie de la surface du corps est frictionnée avec cette huile essentielle.

Personne n'ignore les belles expériences de Magendie sur l'absorption de l'émétine. Il serait donc impossible d'élever le moindre doute sur les effets secondaires des médicamens absorbés, au moyen des eaux minérales et des vapeurs, quand bien même l'expérience n'en aurait pas déjà démontré les précieux résultats ; on ne peut donc pas douter que leur action, lorsqu'ils sont introduits dans nos organes malades par les voies de l'absorption cutanée, ne soit la même que lorsqu'ils le sont par celles de l'absorption digestive.

Les gaz, comme tous les autres corps contenus dans les eaux minérales et les vapeurs, sont absorbés, et conservent, sur les parties organisées vers lesquelles ils sont dirigés, les mêmes propriétés qui leur sont reconnues, lorsqu'ils sont pris par les voies de la digestion. Ils se comportent dans les eaux minérales artificielles pour bains de la même manière que dans les eaux minérales potables, si ce n'est que le calorique qui se trouve interposé entre leurs molécules, augmente considérablement leur tension, leur décomposition et leur dégagement du liquide qui les contient. Ils facilitent en outre, par la division à l'infini des molécules, des substances minérales contenues dans les eaux minérales et vapeurs, leur absorption, soit en les rendant plus propres à être saisies par les orifices des absorbans, soit en multipliant leurs surfaces de contact avec l'organe cutané.

Le gaz hydrogène sulfuré contenu dans les vapeurs médicinales, éprouve une décomposition. Il ne peut y exister à l'état libre, pas plus que dans les eaux minérales ; il absorbe l'oxigène de l'eau réduite en vapeur, aussi bien que celui de l'air atmosphérique, qui sont en rapport avec lui, et se décompose ; il y a alors formation d'eau et d'acide hypo-sulfureux et sulfureux.

Sans cette décomposition, il conserverait ses propriétés délétères, et serait un poison aussi actif par la voie de l'absorption cutanée, qu'il peut l'être par celle des muqueuses qui tapissent l'appareil de la digestion, ce qui peut, sans doute, prouver que les substances médicinales, introduites par le moyen des absorbans de la peau, ont la même action médicale ou délétère, que lorsqu'ils sont pris par l'acte de l'intus-susception digestive.

Les expériences du célèbre professeur Chaussier sur l'absorption de l'hydrogène sulfuré par les capillaires de la peau, viennent essentiellement à l'appui de ce que nous venons d'avancer. Il faisait placer dans une vessie de cochon un chat ou un lapin à qui on avait rasé tout le poil, ayant soin toutefois que la tête fût libre et entièrement à l'abri des effets que le gaz hydrogène sulfuré aurait pu produire, s'il eût été respiré par l'animal. Si tôt après, on injectait dans la vessie une pinte ou deux de gaz hydrogène sulfuré : ce gaz était absorbé en très peu de temps : une demi-heure s'était à peine écoulée, que l'animal périssait. Si, en répétant de nouveau la même expérience sur un autre animal, on avait soin d'introduire dans la vessie une quantité suffisante d'eau, de vapeur d'eau ou d'air atmosphérique, la décomposition de l'hydrogène sulfuré avait lieu, et l'animal ne périssait pas. Hors, l'hydrogène sulfuré ne peut être administré comme médicament, toutes les fois que rien ne facilite sa décomposition, et présente les mêmes propriétés lorsqu'il est pris par absorption que par digestion. Il peut donc en être de même de toutes les autres substances employées dans la médication des eaux minérales et des vapeurs artificielles.

CHAPITRE V.

DE L'ADMINISTRATION DES EAUX MINÉRALES ET DES VAPEURS ARTIFICIELLES, DANS LE TRAITEMENT DES MALADIES QUI RÉCLAMENT LE PLUS SPÉCIALEMENT SON EMPLOI.

LES doctrines médicales , quels que soient l'esprit qui les a créées et les bases sur lesquelles elles reposent , ont toutes un but honorable : elles éclairent la science en même temps qu'elles en assurent les progrès ; elles se détruisent souvent les unes et les autres ; de leurs débris il en naît d'autres ; elles se succèdent toutes rapidement. Quelle que soit la rapidité de leur marche , la courte durée de leur existence et la conséquence plus ou moins fondée de leurs principes , elles trouvent toujours des prosélytes parmi les hommes avides d'hypothèses et de systèmes , qui n'apprécient les choses que par leur nouveauté, sans en analyser les causes, et sans penser même à en prévoir les effets. Mais il en est de plus sages, qui ne voient naître les doctrines que pour en faire une étude approfondie, qui ne les désirent que pour s'éclairer davantage, qui ne les adoptent qu'après les avoir bien connues, et en avoir préjugé les conséquences envers l'humanité souffrante. C'est parmi ces hommes que je veux tâcher de me ranger, s'il est possible. Je n'adopterai, dans l'énumération des maladies qui réclament l'emploi des eaux minérales artificielles et des vapeurs, aucune classification que celle qui leur est naturellement assignée suivant leurs causes; et, dans la description de leur traitement, je me contenterai d'en indiquer les effets suivant l'action physique, chimique et médicale des substances destinées à les combattre. Je n'adopterai particulièrement aucun système de doctrine ; je me contenterai de faire ressortir l'avantage des unes et des autres, suivant le genre des maladies, leurs causes, leurs symptômes, le tempérament, l'âge du malade, etc. L'impartialité avec laquelle je cherche à écrire ce mémoire, me servira sans doute de garantie contre les attaques des doctrinaires quels qu'ils soient. Dans cet espoir, je me garderai bien d'interpeller mon lecteur, de lui demander, comme l'a fait l'auteur de la Méthode fumigatoire, si, sectaire de Brown, il veut rallumer son flambeau, que ses antagonistes appellent la torche médicale funéraire, ou si, brownien renégat, il a passé sous la brillante bannière de la doctrine physiologique.

Zélé partisan de la médication par les eaux minérales artificielles, je me garderai bien d'en faire une application générale, un spécifique contre tous les maux ; pour trop prouver quelquefois on tombe dans l'erreur. Je citerai les observations relatives à chaque maladie traitée par cette méthode ; je n'en accumulerai pas le nombre, de crainte de rendre ce mémoire trop volumineux et peut-être ennuyeux, ce qui arrive toutes les fois qu'on les multiplie.

En indiquant au chapitre II les propriétés physiques et chimiques de chaque eau minérale, j'ai aussi fait connaître les propriétés médicinales qui leur sont propres ; je me contenterai, dans ce chapitre, de parler de leurs propriétés curatives dans les diverses maladies que j'ai observées dans mon établissement. L'action médicale des vapeurs, formant le complément de la médication par les eaux minérales artificielles dont elles ne font pourtant pas la partie essentielle, je n'indiquerai pas particulièrement les observations qui y ont rapport. J'en parlerai seulement en comparant leur action à celle des eaux minérales, en faisant connaître les cas où les unes sont plus favorablement employées que les autres.

§ I. *Des flegmasies en général.*

FLEGMASIES AIGUES. Les eaux minérales artificielles, comme les naturelles, s'emploient rarement dans les flegmasies aiguës. La limonade gazeuse, l'eau gazeuse sont les seules dont on puisse tirer un parti avantageux dans les inflammations aiguës de l'estomac, et l'eau hydrogénée est la seule qu'on puisse administrer dans la péripneumonie, la pneumonie, la pleurésie; en général, toutes les fois que l'inflammation donne lieu à une fluxion sanguine vers un ou plusieurs organes, si la fluxion était faite depuis quelque temps, il ne faudrait pas y avoir recours : elle pourrait empêcher la résorption du liquide épanché, et concentrer la congestion produite par l'inflammation.

Ce ne sont pas non plus les eaux minérales prises en bains et en douches , qu'on peut proposer comme médicamens dans les flegmasies

aiguës : leur action est trop excitante. Proposera-
t-on les bains et les douches de vapeurs pour le
traitement des inflammations aiguës , quel que
soit leur siége ? non : elles excitent trop le système de la circulation dans tout son ensemble,
l'ébranlent d'une manière trop vive ; et même
dans le petit nombre de cas où on pourrait espérer de les voir localement réussir, on aurait
à craindre qu'elles ne donnassent lieu à des mé-
tastases, le plus souvent mortelles ; par exemple,
dans une pneumonie aiguë , peut-on faire l'application de la médecine des vapeurs, quelles
que soient les substances qu'elles contiennent ?
N'aurait-on pas à redouter, quelle précaution
qu'on pût prendre, d'exciter trop vivement la circulation , de provoquer une congestion sur les
poumons, ou de donner lieu à une métastase
funeste sur le cerveau ou ses membranes ? Combien d'autres exemples ne pourrais-je pas citer
à l'appui de ce que j'avance !

D'après ce court résumé sur l'action générale
des vapeurs et des eaux minérales dans le traitement des flegmasies aiguës , nous avançons
hardiment, sans craindre de nous mettre en
contradiction avec tous ceux qui ont écrit avant
nous sur ce même sujet, que la médication

par les eaux minérales et les vapeurs, hors un très petit nombre de cas, est généralement impropre aux flegmasies aiguës.

FLEGMASIES CHRONIQUES. Si la médecine ne peut faire aucune application des eaux minérales et des vapeurs artificielles dans le traitement des maladies aiguës, pour la guérison desquelles elle est riche d'une foule d'autres moyens thérapeutiques, combien ces deux médications réunies, aussi précieuses que nouvelles, ne lui présentent - elles pas de ressources pour parvenir à la curation des maladies chroniques, qui sont en général l'écueil de l'art! C'est dans un moment où la médecine physiologique, l'anatomie pathologique viennent d'éclairer d'un jour nouveau l'étude des affections chroniques de nos organes, que je viens rappeler à l'attention des médecins l'emploi des eaux minérales et des vapeurs, qui renferment dans leur ensemble les moyens les plus puissans présentés par la pharmacologie et la thérapeutique.

Je passerai promptement en revue les différentes flegmasies chroniques, contre lesquelles ces médications sont employées avec succès.

Personne n'ignore, par exemple, l'heureux emploi qu'on peut faire des eaux de Bonnes, et autres de la même classe, dans les catarrhes pulmonaires et bronchiques. Combien l'usage combiné de ce médicament avec celui des bains de vapeurs sèches ou humides, suivant le tempérament du malade, n'offre-t-il pas de succès dans ce cas ? Dans la gastrite chronique, la gastro-entérite, peut-on douter de l'utilité des eaux gazeuses, gazeuses acidules, de Seltz, de la limonade gazeuse ? Lorsqu'on veut provoquer une légère excitation sur les muqueuses intestinales , avec quel médicament peut-on le faire avec plus de sécurité qu'au moyen de l'eau de Sedlitz, de la limonade purgative? Veut-on, chez les femmes enceintes, les enfans, purger légèrement , absorber les muquosités glaireuses de l'estomac , la pharmacie présente - t - elle un moyen plus propre que l'eau magnésienne? Dans les inflammations chroniques du foie , l'eau de Vichy en boisson, l'eau de Barrèges en douches ne sont-elles pas préconisées par tous les praticiens habiles ? Pour les affections chroniques des voies urinaires, ne peut-on pas employer avec succès l'eau alkaline gazeuse ou soda - water , l'eau magnésienne? Dans les maladies chroniques des systèmes glandulaires et lymphatiques, n'administre-t-on pas , avec les plus grands avantages, les eaux d'Aix , de Néry , de St-Pardoux, etc. ?

§ II. *De l'emploi des eaux minérales et des vapeurs artificielles, dans le traitement des maladies vénériennes, dartreuses, scrofuleuses, rhumatismales et des névroses.*

Indépendamment de l'application heureuse qu'on peut faire des eaux minérales et des vapeurs, dans le traitement des affections que je viens d'énumérer, quels avantages ne peut-on pas en retirer pour la guérison des vices vénériens dartreux, scrofuleux, du rhumatisme, de certaines névroses et de la paralysie !

VÉROLE. Il n'est qu'un seul spécifique sûr contre les affections vénériennes (le mercure); mais il peut être employé sous des formes variées: les différentes manières de l'administrer sont relatives au tempérament du malade, à son irritabilité, aux symptômes sous lesquels se présente la maladie, et à son ancienneté. Parmi les différens moyens d'administrer le mercure, le bain d'eau minérale mercuriel de Husson, et le bain de vapeur sulfureux de cinabre, ont été présentés comme très efficaces. En outre qu'ils remplacent avantageusement l'emploi du mercure pris à l'intérieur, et enfin celui des frictions d'onguent mercuriel, dont l'usage est on ne peut plus dégoûtant, il est un cas où ils sont le seul moyen efficace contre le vice vénérien, c'est lorsque les malades sont depuis long-temps affaiblis par cette maladie, lorsque leur estomac délabré est trop violemment irrité par la présence du mercure, lorsque la salivation succède trop promptement à son emploi ; c'est alors, dis-je, que le bain mercuriel de Husson, ou le bain de vapeur de cinabre, font sentir la grande utilité de nos établissemens.

Le bain mercuriel de Husson se compose ainsi qu'il suit : eau chaude à 35 degrés +° therm. centig. quantité suffisante pour un bain ; mucilage de plantes émollientes, 6 livres ; deuto-chlorure de mercure, un gros : on en augmente ensuite successivement la dose jusqu'à 9 à 10 gros.

M. Ledain, docteur en médecine (biblioth. médicale, n.° 210, janvier 1821), cite l'observation suivante sur l'emploi du bain mercuriel, administré par M. Husson lui-même.

« M. Husson a employé chez une femme at-
« taquée d'une vérole constitutionnelle, un bain
« avec 1 gros de deuto-chlorure de mercure

« (sublimé corrosif), dont il a fait augmenter
« progressivement la dose d'un 1/2 gros, puis
« d'un gros; les bains se prenaient dans une
« baignoire de bois. La malade éprouva une
« amélioration remarquable après le troisième
« bain, qui contenait 1 gros et 1/2 de sublimé;
« les douleurs ostéocopes disparurent complé-
« tement après le onzième bain qui contenait
« 11 gros de sublimé. Les gencives devinrent
« douloureuses après le douzième bain, cepen-
« dant sans sécrétion salivaire. Le vingt-deu-
« xième jour du traitement, tous les symptômes
« avaient disparu; la malade prenait, à cette
« époque, des bains, dans lesquels entraient
« 4 onces et 1/2 de sublimé. On porta le jour
« suivant la dose jusqu'à 6 onces ; on continua
« ensuite les bains en diminuant chaque jour
« la dose du sublimé. La malade sortit de l'Hô-
« tel-Dieu parfaitement guérie, après avoir pris
« trente-deux bains, qui consommèrent 3 livres
« de sublimé. » (On ne doit pas être effrayé de
cette dose énorme de mercure, parce que pour
qu'elle agisse en totalité, il faudrait que toute la
solution fut absorbée, ce qui est impossible. Il
n'y a que la portion absorbée qui puisse agir
sur l'estomac.)

Ce traitement n'a occasionné aucun des accidens produits par le sublimé.

Outre cette observation, qui présente une suffisante authenticité, je pourrais en citer un grand
nombre d'autres que j'ai recueillies dans mon
établissement, et dont les résultats ne sont pas
moins surprenans.

On peut, au moyen du bain de vapeur de
sulfure de mercure (cinabre), traiter aussi, mais
avec moins d'avantage, les maladies vénériennes
anciennes. On doit donner une préférence spéciale au bain minéral mercuriel de Husson, parce
que le sublimé qu'il contient y est dissout sans
décomposition ; tandis que dans le bain de vapeurs mercurielles, le cinabre se décompose, absorbe l'oxigène de l'air, produit de l'acide hypo-
sulfureux et sulfureux, et le mercure volatilisé
se précipite sur les conduits métalliques qui doivent le porter dans la caisse à vapeurs ; ce qui
fait qu'on ne peut en apprécier ni les quantités
absorbées ni les résultats ; et le bain, d'après ce,
ne peut agir contre le vice vénérien que comme
le ferait le bain sulfureux ordinaire (1). Cela

Toutefois, lorsqu'on administre les bains mercuriels,
de quelque espèce qu'ils soient, il faut avoir soin, si
le malade est porteur d'ulcères ou de cautères, de les

suffirait, il me semble, assez pour prouver l'insuffisance des établissemens qui se bornent à la seule administration des vapeurs, si nous n'avions pas à citer d'autres exemples pour le moins aussi convaincans.

DARTRES. On désigne sous ce nom des fleg-masies cutanées qui, le plus souvent, affectent une marche chronique. Elles peuvent se présenter sous des formes très variées ; quelquefois elles sont pustuleuses, vésiculeuses ou érysipélateuses ; d'autres fois elles ressemblent à des piqûres d'orties, alors on les appelle urticaires. Souvent elles attaquent la peau dans la profondeur de son tissu, alors elles ressemblent à des gerçures ; d'autres fois ce sont de véritables ulcères. Les différentes formes que peuvent prendre les dartres ont fourni aux nosologistes une nomenclature presque aussi riche que celle que la plus abondante famille des plantes a pu fournir aux botanistes. Je n'en donnerai pas les détails.

Quels que soient les caractères apparens des dartres, c'est d'après leurs causes seulement

garantir du contact du mercure, parce qu'alors son absorption plus prompte par ces parties, ne pouvant plus être appréciée au juste, on pourrait craindre des accidens qu'il faut éviter.

qu'il faut chercher leur traitement. On peut, suivant ces causes, les distinguer en vénériennes, scrofuleuses, galeuses et symptomatiques; on peut donner essentiellement ce nom à celles qui sont le symptôme de quelque irritation chronique d'un ou de plusieurs viscères abdominaux.

Dartres vénériennes. Elles sont toujours le produit d'une affection vénérienne constitutionnelle, et on les traite de la même manière, par le bain mercuriel de Husson ou par le bain de cinabre : on facilite les effets de l'un et de l'autre par les eaux de Barrèges ou sulfureuses de Naples, prises à l'intérieur.

Dartres scrofuleuses. Le vice scrofuleux porte son action sur le système lymphatique; en outre qu'il augmente les sécrétions lymphatiques, il active quelquefois l'action des absorbans, au point que leur faculté absorbante a lieu même sur les tissus organisés qui les environnent (1). C'est ce qui arrive lorsque le vice scrofuleux se porte sur la peau; il la désorganise, donne lieu à des ulcérations plus ou moins profondes et plus ou moins étendues, qui lors-

(1) On peut consulter à ce sujet les mémoires de la Société d'émulation de Gênes. (*Memoria del cittadino Pietro Bonomi.*)

qu'elles sont concomitantes du vice dartreux, prennent le nom d'ulcères dartreux.

Dartres galeuses. La dartre galeuse est celle qui tire son origine de la gale mal traitée ou répercutée, d'où il suit, d'après le système des humoristes, une visciation dans le sang et dans la lymphe, dont la fluxion se fait sur la peau, l'irrite d'une manière chronique, donne lieu à des altérations de cet organe, qui se présentent sous des formes infiniment variées.

Dartres symptomatiques. La dartre symptomatique est ainsi nommée, parce qu'elle est toujours le produit d'une inflammation chronique de l'estomac, du foie ou de quelqu'autre viscère abdominal, irritation qui se reproduit d'une manière sympathique ou métastatique, sur la peau, soit par un effort de la nature qui tend toujours à se débarrasser, au moyen d'une dérivation salutaire, soit par la connexion qui peut exister entre les capillaires de la peau et les lymphatiques du viscère affecté.

Sans chercher à entrer dans des définitions hypothétiques sur les phénomènes qui ont lieu dans la formation des dartres, quels que soient leur espèce, leur forme et leur siége, le tout est de bien connaître leurs causes, et surtout de bien remarquer les altérations qu'elles ont fait éprouver non-seulement au tissu organique de la peau, mais encore à ses fonctions. Les unes, par exemple, augmentent localement ses sécrétions ; d'autres, au contraire, les détruisent totalement. C'est sur ces réflexions que doivent être fondées les bases de leur traitement.

Que la dartre doive sa cause au vice scrofuleux, à une affection galeuse, répercutée ou mal guérie, ou qu'elle soit le symptôme d'une inflammation chronique, d'un viscère plus ou moins intéressant par ses fonctions, le traitement externe en est toujours le même : il ne peut avoir qu'un seul but, celui de calmer l'irritation produite sur la peau, si cette irritation est trop forte ; de l'exciter autant que possible, s'il y a atonie, et faire passer l'inflammation locale de l'état chronique à l'aigu, pour obtenir la résolution, et rétablir promptement les fonctions de cet organe.

Les eaux minérales et les vapeurs artificielles nous présentent, à l'infini, tous les moyens de parvenir à ce but. Les bains d'eaux minérales sulfureuses d'Aix, de Bagnères, de Barrèges, et bien d'autres de la même espèce, les bains de vapeurs sulfureuses, sont administrés avec succès toutes les fois qu'il ne s'agit que de déterger la peau, de l'assouplir et d'augmenter la transpiration; on en continue l'usage pendant quelques jours, et en peu de temps on obtient de très bons résultats. La dartre que l'on veut guérir est-elle inerte, sans inflammation, la peau présente-t-elle trop de sécheresse pour que les substances contenues dans les bains soient facilement absorbées, on emploie alternativement la douche, soit en arrosoir, soit en filet, suivant la forme des parties malades ou l'irritabilité du sujet; quelquefois on fait prendre la douche et le bain en même temps. Dans ce cas, il faut adopter la douche d'eau minérale de Barrèges : elle est préférable à toute autre et même à celle de vapeur. La matière végéto-minérale que cette eau contient, facilite la détersion et l'assouplissement qu'on désire obtenir. La douche de vapeur, par une action trop prompte sur la peau, la crispe et produit sur elle des effets tout contraires à ceux qu'on veut lui procurer. Lorsque la dartre qu'on veut détruire présente un caractère plus inflammatoire, comme dans l'urticaire, par exemple, on emploie le bain et la douche d'eau végéto-minérale artificielle, ou le bain de vapeurs émollientes. L'eau végéto-minérale artificielle se compose ainsi qu'il suit : eau commune, quantité suffisante pour un bain; sulfure de potasse liquide, une once ou deux; matière savonneuse, une livre; mucilage végétal de mauves et de farine de graines de lin, six livres; gélatine animale, deux livres. Il est facile de concevoir combien l'action de ce bain est douce, ayant soin toutefois de ne pas en élever la température au-dessus de 25 ° + o therm. centig.; et combien il est avantageux, lorsqu'on a l'intention d'assouplir la peau.

En même temps qu'on traite les différentes espèces de dartres par l'emploi extérieur des bains d'eaux minérales ou de vapeurs, il faut faciliter l'action de ces médicamens par l'administration interne de tisanes sudorifiques, de boissons dont l'action connue vient agir sur le système dermoïde. Le choix de ces boissons doit toujours être relatif aux causes et aux complications de la dartre; si elle est scrofuleuse ou scorbutique, on doit employer des décoctions de différens crucifères , de plantes amères, ou les eaux minérales dont les propriétés se rapprochent de celles de ces plantes , telles que l'eau de Vals, l'eau de Bussang , et d'autres de cette classe. Si la dartre est vénérienne, on a recours aux sudorifiques, au rob, à l'eau d'Aix ou de Barrèges. Si elle dépend d'un vice galeux répercuté, on peut se servir de ces mêmes eaux.

Lorsque les dartres sont le symptôme de l'inflammation chronique d'un viscère, le traitement interne doit être choisi parmi les eaux minérales qui peuvent avoir une action particulière sur ce viscère. Si l'inflammation chronique, dont la dartre est le symptôme, a son siége dans l'estomac, on administre l'eau gazeuse acidule, tantôt seule, tantôt mélangée avec des sucs de plantes mucilagineuses, l'eau de veau ou de poulet, ou des sirops gommeux. On peut aussi, dans le même cas, faire prendre l'eau de Seltz, ou l'eau sulfureuse de Naples. Si cette inflammation chronique attaque le foie, on administre les eaux minérales sulfureuses et ferrugineuses, telles que celles de Vichy, de Passy, de Barrèges, de Leuche, etc.

Cette manière d'agir dans le traitement des dartres est rarement sans succès. Il me serait possible de citer un grand nombre de faits qui en sont la preuve. Ce genre de maladie est tellement commun, qu'il n'est pas d'années où plus de deux cents dartreux ne se présentent à mon établissement, soit que des médecins de la ville les y envoient, ou qu'ils viennent des environs ; et j'ose avancer qu'ils s'en vont tous satisfaits des soins qu'ils ont reçus, ainsi que de l'heureux emploi que nous faisons des moyens de guérison qui sont à notre disposition.

SCROFULES. Donner une définition du vice scrofuleux d'après son mode d'exister dans l'économie, donner une idée de son être, serait entrer dans des dissertations hypothétiques qui nous éloigneraient du sujet de ce mémoire : nous devons nous contenter de le décrire suivant ses causes et ses effets, pour prouver l'efficacité du traitement que nous proposons.

Le tempérament lymphatique, l'habitation des lieux humides, une nourriture malsaine, une vie indolente, les affections morales tristes, telles sont les causes du scrofule. Cette maladie affecte spécialement les enfans, les femmes, surtout avant la menstruation ; on la voit cependant quelquefois paraître dans un âge très avancé ; elle est héréditaire, épargne souvent une génération pour reparaître dans celle qui lui succède.

Les effets du scrofule, ou pour mieux dire ses symptômes, sont une désorganisation plus ou moins avancée et plus ou moins étendue du tissu de la peau, qui constitue l'ulcère scrofuleux

qui quelquefois est compliqué du vice dartreux:
nous en avons déjà parlé. Le système glandulaire
en est aussi atteint; les glandes présentent une
espèce de fluctuation, entrent souvent en suppuration; tout le système lymphatique en général
est compromis; tous les tissus blancs en éprouvent les fâcheuses atteintes; les ligamens, les
membranes articulaires, aponévrotiques et sy-
noviales, sont enflammés et désorganisés; et
dans sa dernière période, les os eux-mêmes
éprouvent les funestes effets de cette maladie,
qui donne lieu, dans ce cas, aux rachitis. Le
vice scrofuleux peut être compliqué par les affections vénériennes et scorbutiques.

Le traitement du scrofule doit varier, non-
seulement suivant ses complications, ses diverses
périodes, mais bien plus encore suivant les parties sur lesquelles il a fixé son siége. En général,
dans ce traitement, on doit avoir pour but de
donner du ton à toute l'organisation du malade,
d'exciter ses forces, d'augmenter les fonctions de
ses organes digestifs, de changer, pour ainsi
dire, l'état de son tempérament, en cherchant à
surmonter ses prédispositions naturelles.

La première chose à faire pour parvenir à ce
but, est de placer les scrofuleux dans une ha-

bitation sèche , bien aérée, accessible aux rayons
du soleil ; de leur procurer une nourriture saine,
fortifiante et d'une digestion facile ; ensuite on
les met à l'usage des boissons toniques , exci-
tantes des systèmes lymphatique et dermoïde ;
dans ce cas on peut employer les eaux minérales
ferrugineuses de Spa, de Balaruc, de Vichy, etc.
dont on seconde les heureux effets par l'administration externe des bains froids ordinaires, des
bains de mer artificiels, des bains d'Aix, de Barrèges, de Bourbonne ; des douches des mêmes
eaux , dirigées suivant le trajet des vaisseaux
lymphatiques et sur les glandes. C'est dans cette
circonstance qu'on peut tirer un parti très avantageux des bains et douches de vapeurs sulfureuses ou aromatiques, sèches ou humides.

Lorsque le vice scrofuleux porte son action sur
les parties blanches, sur le tissu des organes
qui concourent à la formation des articulations,
il donne lieu à une maladie qu'on désigne généralement sous le nom de tumeur blanche. Nous
en parlerons d'une manière particulière.

La ville de Lyon, par sa position entre deux
rivières, la direction et le peu de largeur de ses
rues, la hauteur des maisons, présentant topographiquement toutes les circonstances néces-

saires pour concourir à la formation ainsi qu'à la conservation du vice scrofuleux, nous avons été dans le cas d'en observer les ravages. Joint à cela un grand nombre de malades atteints de cette affection, qui viennent de la Bresse, pays plein d'étangs, marécageux et humide, chercher dans notre ville des secours qu'ils ne pourraient trouver chez eux, nous ont mis dans le cas de multiplier encore nos observations à ce sujet, et les tumeurs blanches ont spécialement fixé notre attention.

Outre qu'il est indispensable, dans le traitement des tumeurs blanches, d'avoir recours aux moyens hygiéniques et internes dont j'ai parlé plus haut, et dont on peut faire l'application à toutes les affections scrofuleuses en général, elles sont un des cas où l'on peut tirer un très grand parti des douches locales, soit de vapeurs, soit d'eaux minérales artificielles.

Les tumeurs blanches articulaires fixent le plus souvent leur siége aux articulations du coude, du poignet, du genou et du pied. On peut distinguer dans leur marche quatre périodes différentes, suivant lesquelles varient leurs terminaisons ; et le traitement local de ces maladies doit aussi varier suivant qu'elles se

trouvent à la première, à la seconde, à la troisième ou quatrième période.

Première période. Le malade ressent une
douleur sourde dans l'intérieur et les environs
de l'articulation. Cette douleur augmente, diminue et disparaît de temps en temps, et le jeu
de l'articulation n'est pas du tout altéré ; c'est
rarement à cette époque que les malades viennent réclamer les secours de l'art.

Deuxième période. Le malade, après avoir
éprouvé des douleurs vagues qui ont pu être
suspendues même pendant des années entières,
voit subitement une ou plusieurs de ses articulations se tuméfier, devenir douloureuses,
gênées dans leurs mouvemens ; il cherche à se
rappeler s'il n'a pas fait quelque chute ou quelque effort qui ait pu donner lieu à cette altération ; enfin, fatigué, soit par la douleur ou
par la difficulté qu'il éprouve dans ses mouvemens, il recherche les conseils du médecin.
Heureux quand à cette époque il se décide à le
faire !

Dans cette période les tissus affectés sont dans
un état d'inflammation peu considérable, en raison du peu de disposition qu'ils ont à s'enflam-
mer. Ce n'est pas moins le moment de cher-

cher à obtenir la résolution, et on y parvient par l'application préalable d'un plus ou moins grand nombre de sangsues autour de l'articulation, suivant que la constitution du sujet le permet; après quoi on procède de suite à l'administration de l'eau de mer artificielle froide, en lotions, en douches en arrosoir, dont on alterne l'emploi avec celui de quelques bains sulfureux tièdes de Barrèges, d'Aix, etc.; et, au bout de dix ou douze jours au plus, on obtient la guérison, en ayant soin de faire garder au malade le plus grand repos.

Troisième période. Les tissus sont gonflés dans une plus grande étendue, leur altération est plus profonde; la douleur souvent n'est pas plus aiguë pour cela; la membrane synoviale elle-même se trouve comprise dans les ravages du vice scrofuleux : c'est alors que l'action dévastatrice des absorbans lymphatiques sur les tissus organisés eux-mêmes, tend à se faire sentir; c'est alors que l'art doit redoubler de zèle et de soin pour arrêter la marche de la maladie; c'est dans ce cas qu'il ne faut pas craindre d'exciter vivement l'extérieur de l'articulation, par l'emploi répété des douches d'eaux minérales sulfureuses ou de vapeurs aromatiques, par des

moxas, pour déterminer une inflammation aiguë, seul moyen d'obtenir la résolution de
l'inflammation chronique entretenue par le vice
scrofuleux.

Quatrième période. Si on ne peut parvenir
à arrêter, par ces soins et tous les autres que
la médecine peut proposer, les progrès de cette
affection, sa marche, quoique lente, n'est pas
moins à redouter; l'irritation devient plus profonde, la membrane synoviale elle - même est
distendue; il y a résorption de la synovie; sa
membrane dénudée laisse en contact les os à
peine séparés par leurs cartilages. Alors, il
faut tout attendre de la nature : les effets de
l'art impuissant ne pouvant atteindre l'intérieur
d'une articulation qu'on doit bien se garder
d'ouvrir, le repos le plus parfait est le seul
remède qu'il puisse conseiller. Quelquefois, cependant, la nature, aidée des médicamens pris
à l'intérieur, arrête les ravages de la maladie, la résorption cesse, et il se forme une ankylose ou une fausse articulation. Mais aussi,
dans bien des circonstances, le mal continue à
faire des progrès, l'art ni la nature ne peuvent
les arrêter; les cartilages sont détruits, les os
eux-mêmes sont altérés dans leur substance; il

se forme des foyers purulens; le malade est épuisé par une suppuration abondante : et quels secours lui présentera-t-on alors ? l'amputation.

Directeur d'un établissement qui présente à la médecine des ressources infinies, j'ai été dans le cas d'observer un grand nombre de malades qui étaient atteints de cette maladie. Les succès que j'ai obtenus sont réellement extraordinaires. Beaucoup de médecins de cette ville en ont été témoins; et je ne crains pas d'avancer qu'il serait à désirer que tous les praticiens qui sont dans le cas de donner leurs soins dans cette circonstance, ne craignissent pas d'essayer les résultats que peuvent produire dans ce cas les eaux minérales et les vapeurs administrées avec sagesse et précaution : ils seraient alors tous, comme moi, disposés à en faire l'éloge.

L'ankylose. Cette maladie des articulations peut, comme je l'ai dit, être le résultat d'une tumeur blanche, comme elle peut être celui de la résolution de toute inflammation produite dans une articulation, par une chute, une contusion, une plaie par instrument tranchant, piquant, contondant; elle peut aussi être occasionnée par l'immobilité prolongée du membre ankylosé, soit à la suite d'une fracture ou de toute autre lésion qui a pu nécessiter la prolongation du repos. On distingue l'ankylose en deux espèces : la vraie ou la fausse. La première est celle où l'inflammation qui l'a succédée s'est terminée par suppuration, ou même que, sans la suppuration, la désorganisation des tissus articulaires a été suffisamment étendue, pour que la membrane synoviale ait été détruite, et les cartilages partiellement ou totalement altérés. Les ressources de la chirurgie ne présentent aucun moyen de la détruire; il y aurait même de l'imprudence à le tenter. L'ankylose fausse est celle où les cartilages articulaires et la membrane synoviale sont restés intacts, où il n'y a que sécheresse de cette dernière, roideur des ligamens, des tendons et des muscles, qui doivent communiquer le mouvement à l'articulation. Pour guérir cette ankylose, on a proposé un grand nombre de moyens; mais le plus sûr et le plus puissant de tous consiste dans l'emploi des eaux minérales en bains et en douches, et des douches de vapeurs. J'ai obtenu, dans mon établissement, un grand nombre de guérisons de ce genre. Je ne citerai que la suivante, parce que j'y ai employé alternativement les eaux minérales et les vapeurs.

Mlle ***, venue à Lyon pour affaires, fut renversée dans la rue par une voiture. Outre les contusions qu'elle reçut en différentes parties du corps, elle eut le genou gauche violemment frappé. Transportée dans la maison qu'elle habitait, il survint dans cette articulation une inflammation aiguë, qui, soit qu'on n'y apportât pas suffisamment de soins, soit que la nature des tissus s'y opposât, ne put pas être amenée à la résolution. Cette inflammation passée à l'état chronique, il y eut une dilatation considérable dans les ligamens de l'articulation ; la malade, livrée à elle-même, forcée de rester au lit par l'état de faiblesse qui avait succédé à cette maladie , n'eut pas soin de tenir la jambe d'ans l'état d'extension ; elle resta fléchie sur la cuisse, de manière à former sur le genou un angle aigu.

Mlle, lassée de ne pouvoir marcher sans béquilles, craignant de rester toujours estropiée, se fit transporter à l'Hôtel-Dieu. Les moxas, les cataplasmes émolliens et fondans, l'application des sangsues, l'usage des machines à extension, furent vainement employés. Après onze mois de séjour à l'hôpital, la malade , désespérée de ne pouvoir jamais recouvrer le mouvement de l'articulation, en sortit, resta quelques mois en ville, et vint se présenter à mon établissement. J'eus recours alternativement aux bains de Barrèges, aux douches de la même eau, et à celles de vapeurs émollientes. Le mouvement de l'articulation reparut peu-à-peu, et au bout du trente-deuxième bain, le membre malade se trouva de la même longueur que l'autre, et fut libre dans tous ses mouvemens. Je pourrais citer un grand nombre d'autres cas du même genre, qui avaient été produits par des tumeurs blanches et des affections rhumatismales.

RACHITIS. Cette affection peut être occasionnée par le vice scrofuleux, le vice dartreux, le vice vénérien, le vice scorbutique et quelquefois par la réunion de plusieurs de ces vices. On l'observe le plus souvent chez les sujets d'un tempérament lymphatique, chez les enfans, surtout depuis six mois jusqu'à sept ans. Des sujets d'un âge plus avancé peuvent cependant aussi en être atteints. Les os en sont le principal siége; leur phosphate calcaire est absorbé, leur tissu est gonflé et dans un état de ramollissement extraordinaire. Se rendre compte de ces divers phénomènes est une chose bien difficile ; il serait bien moins facile de les expliquer. Les signes de cette affection sont le volume plus ou moins considérable de la tête, la tuméfaction de l'abdomen, la courbure des os, leur glonflement et leur ramollissement. Quelquefois le vice rachitique, et cela arrive toujours dans sa dernière période, se manifeste sur toute l'économie ; alors, toute l'habitude du corps est dans un état de maigreur et de faiblesse ; la digestion est lézée dans ses fonctions, l'atrophie, la fièvre lente et le dévoiement colliquatif en sont la suite. Que les symptômes de cette maladie soient généraux ou locaux, elle n'est pas moins constitutionnelle ; le traitement interne qui lui est applicable est toujours le même, il ne peut varier que suivant les complications par les vices scrofuleux, dartreux et vénérien ; alors on y adjoint l'emploi des médicamens propres à les combattre, tels que nous les avons indiqués plus haut.

Les symptômes du rachitis et les altérations qui en résultent, ont un rapport extraordinaire avec le vice scrofuleux ; seulement il y a une différence entre les tissus attaqués ; dans le vice scrofuleux, ce sont les parties ligamenteuses, cartilagineuses, les tissus blancs en général ; tandis que dans le vice rachitique, c'est la substance elle-même des eaux qui est compromise. Dans l'un et dans l'autre il y a altération des fonctions des absorbans, et on pourrait presque avancer que c'est la même maladie, dont le siége est fixé sur des organes différens. Ce qui le prouverait encore, c'est la coïncidence du traitement de l'un et de l'autre.

Dans ces deux affections, l'emploi des toniques, des crucifères, des sudorifiques, des eaux minérales sulfureuses et ferrugineuses, des bains de vapeurs aromatiques sèches ou humides, procurent très souvent la guérison. Pour ne pas me répéter, je renverrai mon lecteur au traitement interne que nous avons indiqué pour les scrofules, dont on peut faire une sage application au vice rachitique.

Le virus rachitique, en portant ses ravages sur les os, les attaque quelquefois dans leurs extrémités, donne lieu alors à des tumeurs articulaires qui sont traitées de la même manière que les tumeurs blanches produites par le vice scrofuleux; d'autres fois, il dirige son action sur le corps même des os, qui en sont plus ou moins ramollis. On donne à ce ramollissement le nom d'ostéomalaxie. Lorsque ce sont les os longs qui sont attaqués, ils se courbent sous le poids du corps et des membres, et leurs courbures naturelles cédant soit au poids du corps,

soit à l'action des muscles, deviennent excessives et d'une irrégularité bizarre. Lorsque ce sont
les os des vertèbres qui sont affectés, il y a dé-
viation plus ou moins grande de la colonne vertébrale : les os des vertèbres présentent, par
leur structure organique spongieuse, plus de
facilité à la désorganisation produite par le vice
rachitique. C'est pour cela qu'on a donné ce
nom à ce virus, nom qui ne lui est véritable-
ment appliquable que lorsqu'il affecte la colonne
vertébrale.

Les os qui concourent à la formation des cavités, peuvent aussi être atteints du ramollissement rachitique. Lorsque ceux de la tête sont
compromis, le crâne acquiert un volume extraordinaire ; le cerveau se développe avec facilité
dans cette boîte osseuse dont les parois sont
ramollis.

Lorsque les os du bassin en sont affectés, il
en résulte des déviations plus ou moins dangereuses pour les femmes, à cause de la gestation
à laquelle la nature les appelle. Ces déviations
ont toujours lieu chez elles avant la puberté ;
après la menstruation, elles sont plus rarement
à redouter.

Quelquefois l'affection rachitique se fixe sur

l'articulation pelvienne, iléo-fémorale, et donne lieu à la luxation spontanée.

Les déviations de la colonne vertébrale sont trop fréquentes, se présentent trop souvent à mon établissement, pour que je n'aie pas des détails particuliers à donner sur ces maladies, dans lesquelles les eaux minérales et les vapeurs font le principal traitement.

Du rachitis proprement dit. On donne ce nom au ramollissement des os de la colonne vertébrale, produit par les vices rachitique, scrofuleux, dartreux, scorbutique, etc., et par le rhumatisme chronique ; quelquefois on n'a à comhattre qu'un de ces vices ; souvent aussi cette maladie est occasionnée par la réunion de deux ou de trois. Alors, on dirige le traitement interne suivant le virus occasionnel ; on a recours aux médications qui lui sont spécifiques, et dont nous avons déjà parlé, mais il est un traitement externe que l'on peut sagement employer.

On a proposé pour redresser les déviations de la colonne vertébrale et de tous les os en général ramollis par l'action des vices scrofuleux et rachitique, un grand nombre de remèdes : les uns s'administrent intérieurement ; ce sont les toniques, les excitans du système lymphatique ; les autres sont externes, les frictions d'huiles essentielles, les bains froids, les bains d'eaux de mer, les bains d'eaux minérales d'Aix, de Vichy, de Bourbonne, etc., les bains et les douches de vapeurs aromatiques, de vapeurs sulfureuses, sèches ou humides. Un autre moyen a encore été proposé, c'est l'application de bandages et de différens mécanismes, avec lesquels on lutte physiquement contre ces aberrations de la nature. Ce troisième moyen est le dernier auquel on doit avoir recours, non que mon intention soit de lui jeter la moindre défaveur, mais comme l'action des forces qu'on se propose d'employer pour combattre une affection quelconque, doit être combinée avec les circonstances qui rendent son application favorable, il faut toujours attendre que l'indication de cette application soit parfaitement démontrée, avant de les employer. Depuis long-temps le système des corsets et des bandages avait été combattu avec énergie, et je pense que son utilité véritable n'a été méconnue que parce qu'on en faisait une fausse application, et à des époques où la marche de la déformation des parties, sur lesquelles ils étaient placés, était loin d'en exiger l'emploi.

J'ai été dans le cas de recueillir un grand nombre d'observations sur les effets du rachitis sur la colonne vertébrale ; j'ai eu cette année, à mon établissement, 19 malades de l'un et de l'autre sexe, qui en étaient plus ou moins atteints. Je ne citerai que l'observation suivante, comme étant la plus remarquable, parce que pour obtenir la guérison tous les moyens que la médecine peut fournir ont été employés.

Mlle ***, âgée de 14 ans, d'un tempérament lymphatique, élevée dans un des quartiers de cette ville qui présente topographiquement toutes les conditions nécessaires pour donner lieu à la maladie qui nous occupe, en offrait depuis son enfance tous les symptômes. L'usage des toniques administrés intérieurement, des bains froids et des frictions avec des substances toniques, des secours plus efficaces encore, les forces de la nature, avaient paru arrêter les progrès de la maladie ; à 7 ans il n'en restait aucune trace qu'une inflammation chronique de la conjonctive. Cette ophtalmie disparut et se reproduisit à diverses époques ; elle est restée des années entières sans que la malade s'en aperçût ; enfin, vers le commençement de sa douzième année, la jeune personne fut atteinte d'une fièvre

muqueuse, dont la durée fut de trois septe-
naires ; la convalescence en fut longue. Pendant
cette maladie sa taille prit un accroissement
considérable , et à la fin de la convalescence ,
l'ophtalmie qui avait disparu pendant la maladie, se caractérisa de nouveau et avec plus d'intensité; la cornée transparente en fut atteinte;
on y observait déjà plusieurs taches, lorsque
par l'usage des moyens qu'on emploie ordinairement dans cette circonstance, on parvint à
la guérir complétement. Dès-lors l'ophtalmie
ne reparut plus, mais il y eut métastase sur la
colonne vertébrale, qui, peu après, se dévia ;
l'épaule droite devint plus proéminente, la han-
che gauche paraissait enfoncée, et la cinquième
vertèbre dorsale formait une saillie des plus
considérables. C'est à cette époque que la jeune
personne fnt conduite à mon établissement, et
son traitement fut commencé ainsi qu'il suit :
administration intérieure de l'eau factice de
Vichy, coupée en portion égale avec une décoc-
tion de gentiane , chicorée amère , racine de
raifort sauvage, quantités variées ; emploi extérieur des bains généraux d'eau de mer artificielle, à 34 ° + o therm. centigr.; tous les
trois jours une douche d'eau artificielle de Barrèges à 45 ° + o therm. centigr.

Au bout d'un mois de ce traitement combiné, la maladie ne fit plus de progrès ; il restait cependant encore une légère courbure dans la colonne vertébrale, et un peu de saillie dans l'épaule ; tous les moyens précités furent vainement employés pour les détruire. Les progrès de la maladie semblaient être arrêtés, mais la guérison n'était pas complète. Je pensai qu'en donnant lieu à une excitation violente dans les parties affectées, je pourrais obtenir plus de réussite. Je pratiquai, à cette intention, deux moxas à quinze jours d'intervalle ; l'un fut fait avec la machine à eau, et l'autre avec la machine à vapeurs (1) ; j'obtins en peu de temps par ce moyen, un nouvel amendement, et la gibbosité diminuait encore, lorsque l'époque de la puberté, la menstruation vinrent à mon secours et m'aider dans cette cure. J'eus soin, alors, de suspendre le traitement, de crainte de déranger la marche de la nature dans ses fonctions ; au bout de six mois, la jeune personne

(1) J'ai imaginé deux tubes à moxas, dans lesquels je fais passer de l'eau ou de la vapeur ; par ce moyen j'imite l'action du moxa d'une manière très avantageuse. Le moxa pratiqué par l'eau est moins actif que celui fait avec de la vapeur.

revint à l'établissement ; il lui restait encore
une légère saillie de l'épaule et un peu de courbure dans la colonne. Ce fut alors que je crus
devoir faire une sage application du corset élastique, et les résultats obtenus comblèrent l'espoir que j'en avais conçu ; soit son emploi, soit
l'embonpoint des graces de la puberté, toutes
les défectuosités disparurent, et depuis cette
époque aucune trace du rachitis ne s'est mon-
trée. La jeune personne a toujours joui d'une
parfaite santé. Je serais à même de citer plusieurs autres cas du même genre, où des malades ont guéri, même avec plus de promptitude, la durée du traitement étant relative à
l'intensité de l'affection.

Je ferai observer, quant à l'emploi des corsets
et autres moyens mécaniques dont on peut faire
l'application pour redresser la colonne vertébrale, et autres parties déviées par les altérations des vices rachitiques, scrofuleux, etc.,
que c'est toujours lorsque par l'administration
d'autres moyens on a arrêté les progrès, que
le ramollissement des os cessant d'avoir lieu,
ils ont acquis assez de force pour présenter un
point d'appui suffisant à ces machines ; c'est
seulement alors qu'on peut faire l'application

sage de ces paroles du père de la médecine :
*Quasi ceram fingamus, debemus et mani-
bus in naturalem sedem, et vinculo simili-
ter, non magná vi sed leniter adducere* (1).

Luxation spontanée. Cette maladie peut
devoir son origine aux vices scrofuleux et rachitique, à une chute ou à une contusion sur
l'articulation qui en est le siége. Le traitement
qu'on dirige contre elle est général et local.
Son traitement général consiste dans l'emploi
des eaux minérales et des autres boissons destinées à détruire l'action du vice scrofuleux
ou rachitique , suivant qu'on soupçonne que
l'un ou l'autre peut en être la cause. Son traitement local est toujours le même , quelle que
soit la cause qui l'ait produite. On a proposé un
grand nombre de moyens pour combattre cette
affection qui, bien que peu fréquente , s'est
déjà présentée plusieurs fois dans notre établissement. Je n'entrerai pas dans les définitions
chirurgicales de cette maladie ; ces descriptions
seraient hors de propos dans ce mémoire ; j'indiquerai seulement le parti que nous avons tiré
pour parvenir à sa guérison , des divers moyens
qui sont à notre disposition.

(1) Hipp. lib. de articulis, sect. 4, Mercurial inter-
prete.

Voici la marche que nous avons suivie dans une luxation spontanée de la cuisse, chez un enfant de 6 ans.

L'alongement du membre était très prononcé; la tête du fémur n'était cependant pas entièrement sortie de la cavité articulaire, destinée à la recevoir; la douleur était aiguë, toutes les fois que l'enfant exécutait le moindre mouvement. Quatre jours après l'application d'une vingtaine de sangsues, je fis administrer sur tous les environs de l'articulation, et sur la totalité du membre, qui était dans un état d'amaigrissement considérable, des douches de vapeurs humides aromatiques à $50°$ + o therm. centig. ; je rubéfiais fortement la peau, et j'y produisais une forte inflammation momentanée; la peau ainsi fluxionnée me servait de point de dérivation. Après dix douches, je fis faire une seconde application de sangsues; je repris ensuite l'usage des douches, appliquées de la même manière pendant dix autres jours; je revins encore à l'usage des sangsues : la douleur articulaire avait presque entièrement cédé, mais l'irritation violente que j'avais produite, fut succédée d'une inflammation douloureuse de la peau, qui me força pendant quelque temps à suspendre les douches de vapeurs ; pendant cet intervalle, j'administrai des bains locaux d'eau végéto-minérale artificielle, composée comme je l'ai indiqué plus haut. La douleur produite par l'inflammation de la peau, ainsi que cette inflammation elle-même, furent complétement annullées par l'emploi de ce bain, ce qui dura dix jours. Alors, j'administrai les douches d'eau de Barrèges, d'abord en arrosoir, ensuite au filet ; j'alternai les séances par un jour de repos, et à la quinzième douche, je cessai le traitement, qui avait produit tous les effets désirables. La tête du fémur était complétement rentrée dans sa cavite articulaire ; il n'y avait plus ni douleur ni gonflement dans l'articulation, et l'enfant, qui avait jusque-là gardé le repos le plus strict, commença à exécuter quelques mouvemens avec son membre malade, s'aida pendant quelque temps de béquilles, et jouit, au bout de trois mois, de tous les mouvemens dont il avait long-temps été privé.

Pendant tout le temps de ce traitement, l'enfant a fait usage de l'eau sulfureuse de Naples, à la dose de quatre verrées par jour, et ne s'est plus ressenti depuis de l'action du vice scrofuleux, qui était la cause de sa maladie.

RHUMATISME. Cette flegmasie attaque les hommes adultes et les vieillards, plutôt que les femmes et les enfans. On compte au nombre de ses causes une nourriture trop abondante, l'abus des liqueurs alcoholiques, l'oisiveté, l'abus des plaisirs de Vénus, les évacuations excessives, causes prédisposantes. Ses causes efficientes sont la suppression d'une ou de plusieurs sécrétions habituelles, le refroidissement subit, l'habitation dans des lieux humides et froids ; quelques praticiens ont pensé que cette affection pouvait être héréditaire.

Cette maladie a son siége dans les muscles, ou dans les corps fibreux qui environnent les articulations, c'est ce qui la fait distinguer du rhumatisme musculaire et fibreux ou articulaire. Les parties qui en sont affectées ont peu ou point de gonflement ; elles sont le siége d'une douleur vague plus ou moins aiguë, qui se déplace avec promptitude d'un muscle à un autre, ou d'une articulation à une autre. Le nom du rhumatisme varie suivant les parties qu'il occupe ; ainsi on le nomme torticolis, pleurodynie, lombago, etc. Le cuir chevelu est souvent, chez les vieillards, le siége d'une affection rhumatismale chronique, qui, presque toujours accompagné de surdité partielle ou complète. J'ai eu à mon établissement trois malades de ce genre, chez qui j'ai obtenu une guérison parfaite, au moyen des douches d'Aix, dirigées en arrosoir ou en filet alternativement sur toute la surface de la tête ; et les douleurs rhumatismales, une fois disparues, la surdité a aussi cessé. Les organes contenus dans les cavités crâniennes thorachiques et abdominales, peuvent aussi être atteintes d'affections rhumatismales métastatiques. Les flegmasies rhumatismales sont aiguës ou chroniques.

Rhumatisme aigu. Lorsque cette maladie est aiguë, il y a frissons, fièvre, douleurs très vives, contusives et déchirantes ; qui, après s'être présentées sur différens points de la surface du corps, se fixent sur les tissus musculaires où sur les tissus fibreux des environs des articulations. On ne peut pas faire l'application des eaux minérales et des vapeurs dans le traitement des rhumatismes aigus, on aurait à craindre une trop violente excitation, qui donnerait indubitablement lieu à des congestions pulmonaires, cérébrales ou abdominales, dont la mort, quelques précautions qu'on peut prendre, serait souvent le résultat inévitable.

Rhumatisme chronique. Lorsque le rhumatisme est chronique, il n'est accompagué d'aucun frisson ni de fièvre, les douleurs sont plus vagues et plus sourdes.

Parmi le grand nombre de moyens que l'art propose pour le traitement des rhumatismes, les eaux minérales et les vapeurs ne sont pas les moins efficaces ; on les administre en bains et en douches, tantôt d'une manière générale, tantôt sur la partie malade seulement ; on fait varier les uns et les autres suivant l'espèce de rhumatisme, son siége et son ancienneté ; on administre en même temps des boissons sudorifiques, tirées soit du règne végétal, soit du règne minéral, comme les eaux de Barrèges, les eaux hydrogéno-sulfureuses. Lorsque l'affection rhumatismale chronique a fixé, par une métastase quelconque, son siége sur des viscères contenus dans l'une des trois cavités splanchniques, on peut avoir de même recours aux bains, douches d'eaux minérales de vapeurs humides ou sèches, suivant que l'exige l'état du malade ; elles opèrent sur la peau une dérivation puissante, dont on ne peut obtenir que de très heureux résultats.

Il est trois temps principaux dans la marche du rhumatisme, où l'on peut faire une application certaine des eaux minérales et des vapeurs

artificielles. Le premier est au début des premiers symptômes de l'affection, avant qu'elle
soit parvenue à son acuité, ce qui arrive toutes
les fois que sa marche est lente. J'ai plusieurs
exemples de lombagos, guéris par une seule
douche d'eau d'Aix, ou un seul bain de vapeur
humide, pris le même jour où les malades avaient
ressenti les premières douleurs. Chez les sujets
sanguins et irritables, on peut faire avantageusement une saignée de bras-avant le bain ou la
douche; au sortir du bain ou de la douche, le
sujet, excité par leur action, éprouve une transpiration très abondante, qui termine la maladie.
Pour employer cette méthode, il faut que la
fièvre, qui est un des principaux symptômes de
l'acuité rhumatismale, n'ait pas encore paru, sans
quoi on exposerait le malade à de graves accidens.
Le second temps favorable à l'application des
bains et douches d'eaux minérales et de vapeurs
est aussitôt que les symptômes de la fièvre ont
disparu, c'est-à-dire trois ou quatre jours après.
On prélude, si le cas l'exige, par une saignée
locale ou générale, suivant les besoins du malade ; ensuite on administre les bains ou douches
d'eaux minérales sulfureuses, ou le bain de vapeurs de la même espèce. Lorsqu'on administre

ces médicamens externes dans le second temps, on est sûr d'une prompte guérison, parce qu'en excitant la peau, on dérive sur elle ; on ne fait alors que seconder la marche de la nature, qui tend à opérer une résolution.

Il n'en est pas de même, lorsque l'on attend que le rhumatisme ait atteint sa période de chronicité ; la nature inerte ne tend plus à seconder les efforts de l'art ; et ce dernier et troisième temps est le moins favorale de tous, c'est cependant le plus souvent, à cette époque, que les rhumatisans se présentent à nos établissemens ; nous parvenons néanmoins, le plus souvent, à les guérir, mais il faut un traitement beaucoup plus long.

Le rhumatisme peut se compliquer de goutte ; dans ce cas, il n'attaque que les petites articulations, et nous lui faisons la même application des eaux minérales et des vapeurs que dans le cas précédent.

NÉVROSES. On donne ce nom à des aberrations du système nerveux, et qui s'annoncent par quelque désordre de ses fonctions. Je n'entrerai dans aucuns détails généraux sur ce genre de maladie, je me contenterai de citer des faits qui y sont relatifs.

Parmi les malades qui se sont présentés à mon établissement, il s'en est trouvé plusieurs attaqués de paralysies du tube intestinal, dans sa partie inférieure. (Impossibilité de rendre les matières fécales qui ne s'échappaient que par les lois de la pesanteur, après avoir acquis une dureté considérable.)

Ces malades ont été soumis pendant quelque temps à l'action de la douche d'eau minérale, en colonne sur l'épine du dos, tous les quatre à cinq jours ; ils prenaient une douche ascendante dans le rectum, avec l'eau de Sedlitz ; cette douche durait aussi long-temps que les malades pouvaient la supporter, et de temps en temps, lorsqu'ils éprouvaient une excitation trop grande, je les faisais placer dans un bain d'eau végéto-minérale artificielle pendant une heure. (Voyez la composition de ce bain, page 134.) Ce traitement, continué pendant trois mois, a rendu à l'organe malade l'usage de ses fonctions. Quatre personnes ont été guéries de cette manière.

Hémiplégies. J'ai été dans le cas de procurer les secours qui se trouvent dans mon établissement, à plusieurs personnes atteintes de cette maladie ; j'ai eu le bonheur de réussir sur quelques-unes, au moyen des douches d'eaux minérales dirigées en colonne sur le trajet des nerfs des membres affectés, et sur la colonne vertébrale. Plusieurs médecins de cette ville ont été témoins de ces guérisons.

Névralgies. On a donné ce nom, d'après les observations du professeur Chaussier, à un grand nombre d'affections douloureuses qui étaient confondues avec des maladies différentes, telles que le rhumatisme, les spasmes et les convulsions.

La seule de ces affections contre laquelle j'ai vu diriger avec succès les eaux minérales, c'est la sciatique ; l'usage des bains d'eaux minérales sulfureuses, des fumigations du même genre, et les douches d'eaux minérales sur le trajet du nerf sciatique, détruisent en peu de temps les accidens que cette névralgie peut occasionner.

Je termine ici ce mémoire, auquel le peu de temps que les soins particuliers qu'exige la direction de mon établissement, ne m'a pas permis de donner toute l'attention et toute l'étendue qu'un pareil sujet devait exiger ; j'espère que mes lecteurs voudront bien y avoir égard.

TARIF

DES EAUX MINÉRALES POUR BOISSONS, ET PRÉPARATIONS
POUR BAINS, DOUCHES, LOTIONS, ETC.

EAUX POUR BOISSON.

EAUX SULFUREUSES.

Aix-la-Chapelle,	Belgique.	
Aix ,	Savoie.	
Bade,	Haut-Rhin.	
Bade ,	Bas-Rhin.	
Bagnères de Luchon ,	Haute-Garonne.	
Bagnols,	Lozère.	
Bagnolles ,	Orne.	
Barrèges ,	Hautes-Pyrénées.	
Bonnes.	Basses-Pyrénées.	
Bourbon-Lancy,	Saône-et-Loire.	1 fr.
Cambo,	Basses-Pyrénées.	
Cautterets,	Hautes-Pyrénées.	
Cheltenham ,	Angleterre.	
Enghien,	Seine-et-Oise.	
Gamarde,	Landes.	
Harrowgate ,	Angleterre.	
Laroche-Posay,	La Vienne.	
Loetsche ,	Suisse.	

EAUX ACIDULES.

Audinac,	Arriège.	
Calsbad,	Bohême.	75 c.
Chateldon,	Puy-de-Dôme.	

Chatel-Guyon,	Puy-de-Dôme.	
Langeac,	Haute-Loire.	
Montbrison,	Loire.	
Mont-d'Or,	Puy-de-Dôme.	
Saint-Myon,	Puy-de-Dôme.	75 c.
Saint-Nectaire,	Puy-de-Dôme.	
Neris,	Allier.	
Pougue,	Nièvre.	
Ussat,	Arriège.	

EAUX FERRUGINÉUSES.

Bourbon-l'Archambault,	Allier.	
Bussang,	Vosges.	
Cheltenham,	Angleterre.	
Contrexeville,	Vosges.	
Forges,	Seine-Inférieure.	
Forges,	Loire-Inférieure.	
Passy,	Seine.	75 c.
Provins,	Seine-et-Marne.	
Spa,	Pays-Bas.	
Tœplitz ;	Bohême.	
Tumbrigde,	Angleterre,	
Vals,	Ardèche.	
Vichy,	Allier.	

EAUX SALINES.

Bagnères de Bigorre,	Hautes-Pyrénées.	
Balaruc,	Hérault.	
Bourbonne-les-Bains,	Haute-Marne.	
Cheltenham,	Angleterre.	
Jouhe,	Jura.	
La Motte,	Isère.	75 c.
Luxeuil,	Haute-Saône.	
Eau de mer,		
Plombières,	Vosges.	
Pouillon,	Landes.	
Pyrmont,	Westphalie.	

Sedlitz,	*Bohême.*	
Seidchutz,	*Bohême.*	} 75 c.
Sainte-Marie,	*Hautes-Pyrénées.*	

EAUX DES ENVIRONS DE NAPLES.

Eau de Gurgitelli.	
—— Pisciarelli	} 1 fr.
—— sulfureuse de Naples.	

Eau hydrosulfurée simple.	
— acidule simple.	} 75 c.
— alkaline gazeuse.	

Limonade gazeuse.	1 fr. 25 c.	
Eau magnésienne.	2	
Petit-lait gazeux.	3	
————— purgatif.	3	
————— magnésien.	3	
Limonade purgative.	2	
————— astringente.	1	25
Eau oxigénée.	1	
— hydrogénée.	1	
Vin oxigéné.	3	

PRÉPARATIONS POUR BAINS D'EAUX MINÉRALES, POUR LES PERSONNES QUI NE PEUVENT VENIR LES PRENDRE A L'ÉTABLISSEMENT.

Bains sulfureux simples, 2 bouteilles,	
—— de Barrèges , 2 bouteilles,	
—— de Bonnes,	} 3 fr.
—— de Cautterets,	
—— d'Aix-la-Chapelle,	
—— de Saint-Sauveur,	

Les préparations pour bains partiels , lotions, injections et douches des mêmes eaux, les deux demi-bouteilles.   1 fr. 5o c.

Bains de Bourbonne ,
—— de Balaruc,
—— du Mont-d'Or ,   } 3 fr. les 2 bout.
—— de Saint-Nectaire ,

—— de Plombières , la bout. et le flacon , 3 fr.
—— de mer, deux très grandes bouteilles , 8   5o c.

et, en général , toutes les préparations pour bains d'eaux minérales susceptibles d'être imitées sous cette forme.

Le prix des emballages est de 10 cent. par bouteille.

TABLE.

FAUTES A CORRIGER

Page 44 , ligne 23 , *lisez* coliques
—— 50 , —— 17 , *lisez physiques.*
—— 51 , —— 8 , *lisez* mousseuses
—— 72 , —— 17 , *lisez* nauséabonde
——106 , —— 14 , *lisez* Quoiqu'il soit,
——119 , —— 4 du titre , *lisez* LEUR
——128 , —— 24 , *lisez* fût
——158 , —— 24 , *lisez* fut suivie

www.ingramcontent.com/pod-product-compliance
Ingram Content Group UK Ltd.
Pitfield, Milton Keynes, MK11 3LW, UK
UKHW021932070726
13614UKWH00001B/387